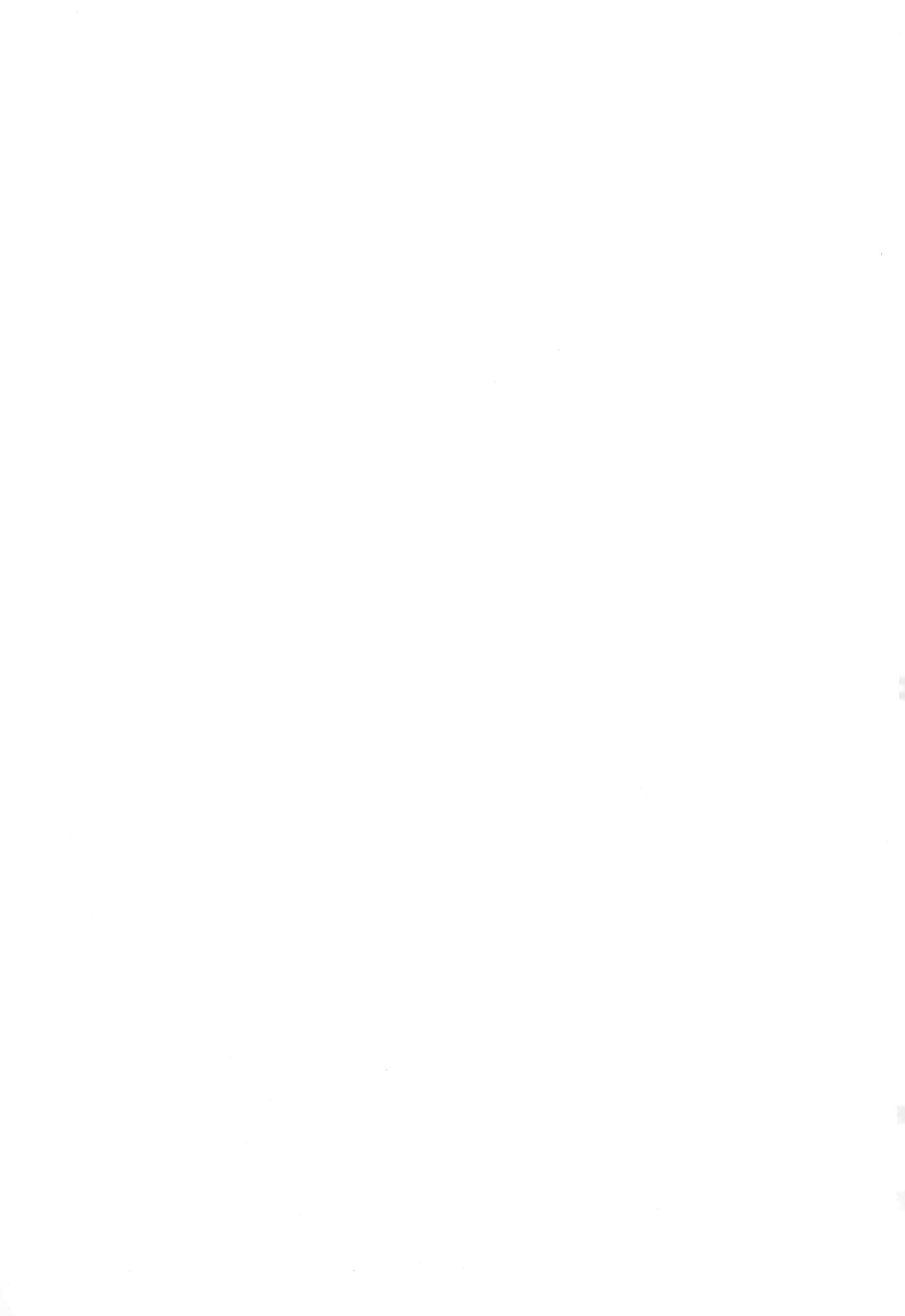

Laparoskopische Chirurgie

Laparoskopische Chirurgie

Friedrich Götz
Arnold Pier
Ekkehard Schippers
Volker Schumpelick

171 meist farbige Abbildungen

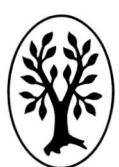

1991
Georg Thieme Verlag
Stuttgart · New York

Götz, Friedrich, Dr. med.
Leiter der Abt. Laparoskopische Chirurgie,
Chirurgische Klinik, KKH Grevenbroich
Lehrkrankenhaus der RWTH Aachen
Von-Werth-Straße 5, 4048 Grevenbroich 1

Pier, Arnold, Dipl.-Ing., Funktionsoberarzt
Abt. Laparoskopische Chirurgie,
Chirurgische Klinik, KKH Grevenbroich
Lehrkrankenhaus der RWTH Aachen
Von-Werth-Straße 5, 4048 Grevenbroich 1

Schippers, Ekkehard, Dr. med.
Chirurgische Klinik der RWTH
Pauwelsstraße, 5100 Aachen

Schumpelick, Volker, Univ.-Prof. Dr. med.
Direktor der Chirurgischen Klinik der RWTH
Pauwelsstraße, 5100 Aachen

Fotografische Arbeiten: Eikel, Michael, Dipl.-Des.
Abt. Laparoskopische Chirurgie KKH Grevenbroich

CIP-Titelaufnahme der Deutschen Bibliothek

Laparoskopische Chirurgie / Friedrich Götz ... –
Stuttgart ; New York : Thieme, 1991
NE: Götz, Friedrich

© 1991 Georg Thieme Verlag
Rüdigerstraße 14, D-7000 Stuttgart 30

Printed in Germany
Satz und Druck: Druckhaus Götz KG
D-7140 Ludwigsburg
(gesetzt auf Linotype System 5 [202])

Wichtiger Hinweis:
Wie jede Wissenschaft ist die Medizin ständigen Entwicklungen unterworfen. Forschung und klinische Erfahrung erweitern unsere Erkenntnisse, insbesondere was Behandlung und medikamentöse Therapie anbelangt. Soweit in diesem Werk eine Dosierung oder eine Applikation erwähnt wird, darf der Leser zwar darauf vertrauen, daß Autoren, Herausgeber und Verlag große Sorgfalt darauf verwandt haben, daß diese Angabe dem Wissensstand bei Fertigstellung des Werkes entspricht.

Für Angaben über Dosierungsanweisungen und Applikationsformen kann vom Verlag jedoch keine Gewähr übernommen werden. Jeder Benutzer ist angehalten, durch sorgfältige Prüfung der Beipackzettel der verwendeten Präparate und gegebenenfalls nach Konsultation eines Spezialisten festzustellen, ob die dort gegebene Empfehlung für Dosierungen oder die Beachtung von Kontraindikationen gegenüber der Angabe in diesem Buch abweicht. Eine solche Prüfung ist besonders wichtig bei selten verwendeten Präparaten oder solchen, die neu auf den Markt gebracht worden sind. Jede Dosierung oder Applikation erfolgt auf eigene Gefahr des Benutzers. Autoren und Verlag appellieren an jeden Benutzer, ihm etwa auffallende Ungenauigkeiten dem Verlag mitzuteilen.

ISBN 3-13-766801-8   2 3 4 5 6

Vorwort

Innovationen in einem traditionsreichen Fach durchlaufen fast gesetzmäßig die Phasen der Ablehnung, der kritischen Erprobung, der enthusiastischen Zustimmung und schließlich der Sedimentation gesicherter Erkenntnis. Jede Phase hat ihren Zeitpunkt, ihren berufenen Vertreter und ihre Berechtigung. Die laparoskopische Chirurgie steht mitten in diesem Prozeß. Gesicherte Erkenntnisse fehlen, Ablehnung und enthusiastische Zustimmung konkurrieren, für eine auch nur vorläufige Bilanz ist es zu früh. Doch zeichnet sich schon jetzt die Entwicklung eines neuen chirurgischen Schwerpunktes ab.

In dieser Situation schien es uns geboten, das praktisch Gesicherte in einem anschaulichen Manual zu fixieren. Es soll die Indikationen und die von uns geübte Technik darstellen, unsere Erfahrungen und Probleme aufzeigen, d. h. eine Hilfe aus der Praxis für die Praxis sein. Auf eine Vollständigkeit im Detail wurde ebenso verzichtet wie auf eine Analyse der Ergebnisse in der Literatur. So entstand eine praxisnahe Darstellung, die dem Anfänger die ersten Schritte erleichtern und dem Fortgeschrittenen einen Methodenvergleich ermöglichen soll.

Unser Dank gilt Herrn Dr. h.c. Günther Hauff, Georg Thieme Verlag, für das Aufgreifen unserer Buchidee und vor allem seinen Mitarbeitern, Frau Dr. Volkert, Frau Ströle und Herrn Zeller, für die ausgezeichnete Zusammenarbeit und die rasche Realisation.

Aachen, März 1991   V. Schumpelick

Inhaltsverzeichnis

Einleitung

Moderne Chirurgie zielt auf Minimierung des Therapieschadens bei Maximierung des Therapieerfolges. „Nil nocere suprema lex" ist das Motto, physiologische Rekonstruktion, funktioneller Organersatz und anatomiegerechte Reparation sind die Maximen. Aus einer eher martialischen, ablativen und resezierenden Chirurgie früherer Zeiten wurde eine defensive, bewahrende, atraumatische und zurückhaltende Disziplin, die den Eingriff in die körperliche Unversehrtheit zu minimieren trachtet. Die Chirurgie, die sich versteht als Fortsetzung der inneren Medizin mit den Mitteln der anatomischen Korrektur, gewinnt mit der Laparoskopie eine neue Facette in ihrem jahrtausendealten Gesicht.

Laparoskopie, über viele Jahrzehnte belächelt, als „unchirurgisch" verpönt oder nur notorischen „bimanuellen Linkshändern" zugestanden, zieht nun gleichsam auf der Via regia in die Chirurgie ein. Auf einem Gebiet, wo gestern noch Reserviertheit und spöttische Ablehnung herrschten, findet heute hektische Betriebsamkeit statt, um mit der Entwicklung Schritt zu halten. Die Laparoskopie ist über Nacht gewissermaßen gesellschaftsfähig geworden. Ausgestattet mit modernem Instrumentarium, projiziert auf den unser Zeitalter so prägenden Bildschirm und bereichert durch computergestützte Apparate, erfüllt die Laparoskopie von heute die Forderung nach sog. High-Tech-Chirurgie. Selten hat eine Entwicklung die Chirurgie so überrollt wie die Zuwendung zur laparoskopischen Cholezystektomie in den letzten Monaten.

Hierfür sind unterschiedliche Gründe maßgeblich: die Konkurrenzsituation zu den alternativen Methoden der Gallensteinbehandlung, der stärker werdende Verteilungskampf und die Sehnsucht nach Innovation im Bereich der ansonsten traditionell orientierten Chirurgie. Zentraler Gesichtspunkt dieser Entwicklung bleibt die Tatsache, daß die Abdominalchirurgie nunmehr nachholt, was Disziplinen wie die Neurochirurgie, Traumatologie, Orthopädie, Gynäkologie und Urologie schon seit längerem praktizieren, nämlich die Einbeziehung wenig invasiver endoskopischer Operationsverfahren in den therapeutischen Kodex. Diesen Wandel zum minimalen Zugang nachzuvollziehen, sind die Chirurgen heute aufgerufen. Sie werden, wie schon vor ihnen andere Disziplinen, lernen, die Diagnostik und Therapie von dem Gefühl des jeweiligen Organs „in der Hand" zu lösen und sich zunehmend instrumenteller Techniken zu bedienen.

Bildschirmchirurgie ersetzt nicht die Chirurgie „des Auges und der Hand", sie ergänzt sie aber auf atraumatische mittelbare Weise. Technische Perfektion und präzise Indikation bleiben höchstes chirurgisches Gebot, Vermeidung von Komplikationen und unnötigen Risiken ist selbstverständlich. Laparoskopische Chirurgie ist keine „kleine Chirurgie", sie ist „große Chirurgie durch einen kleinen Schnitt", erweitert durch die Dimension räumlichen Denkens, bereichert durch exakte, da vergrößerte, anatomische Darstellung und reproduzier- und kontrollierbare Detailgenauigkeit.

Diesen Vorteilen steht ein beträchtlicher perso-
neller und materieller Aufwand gegenüber.
Traditionelles Operationspersonal ist nur zöger-
lich von der Notwendigkeit dieser neuen Entwicklung zu überzeugen. Verwaltungsdirekto-
ren werden bald beklagen, daß die neuen Eingriffe durch die Anschaffungskosten der Grund-
ausstattung und Verwendung von Einmalinstru-
menten den bekannten Kostenrahmen spren-
gen. Abdominalchirurgie, bislang mit wieder-
verwendbaren traditionellen Instrumenten von
z. B. Roux, Kocher, Langenbeck oder Mikulicz
auskommend, steht jetzt im Diktat kostspieliger
Einmalartikel differenter Anbieter. Es bleibt zu
hoffen, daß der an sich kostensparende, da
liegezeitverkürzende Effekt der neuen Methoden hierdurch nicht ins Gegenteil umschlägt.

Laparoskopische Chirurgie ist die zeitgemäße Herausforderung für die heutige Chirurgie. Sie ist keine neue Chirurgie, keine alternative Chirurgie und keine minimale Chirurgie,
sie ist nur eine neue Knospe am ewig grünen
Baum der Chirurgie.

Geschichte der Laparoskopie

Funde aus der Antike in Griechenland und Italien zeugen von dem fruhen Interesse der Menschheit, in die inneren Hohlräume des menschlichen Körpers Einblick zu nehmen. So wurden in Pompeji bereits röhrenartige Instrumente, sog. Spekula (Spiegel), gefunden, die im klassischen Altertum zur vaginalen Untersuchung mit Inspektion der Zervix, zur Untersuchung des Enddarmes und zum Einblick in Nase und Ohr verwandt wurden. In der Folge versuchten Abulkasim von Cordoba (980−1037) und später Giulio Cesare Aranzi (1530−1589), durch die Einspiegelung von natürlichem Licht bzw. den Einsatz der Camera obscura auch tiefer gelegene Körperhöhlen auszuleuchten. Die eigentlichen Ursprünge der heutigen Laparoskopie sind auf die Entwicklung des Zystoskops im 19. Jahrhundert zurückzuführen. Die Einführung des sog. Lichtleiters von Bozzini (1805) (Abb. **1**) führte in der Weiterentwicklung durch den Franzosen Desormeaux (1853) zu dem ersten brauchbaren Zystoskop, das allerdings noch ohne Optik auskommen mußte.

Der entscheidende Schritt in der Entwicklung des Endoskopes gelang Nitze (1879), der ein Zystoskop mit der soeben von Edison erfundenen Glühlampe kombinierte (Abb. **2**). Parallel hierzu begann Anfang des 20. Jahrhunderts eine systematische Erforschung der Körperhöhlen. Während von Ott (1901) in Petersburg seine erste Betrachtung der Bauchhöhle noch über eine Minilaparotomie durchführte, verwandte Kelling, ein Schüler von Mikulicz, 1901 als erster ein von ihm weiterentwickeltes Nitze-Leiterzystoskop zur Betrachtung der Organe

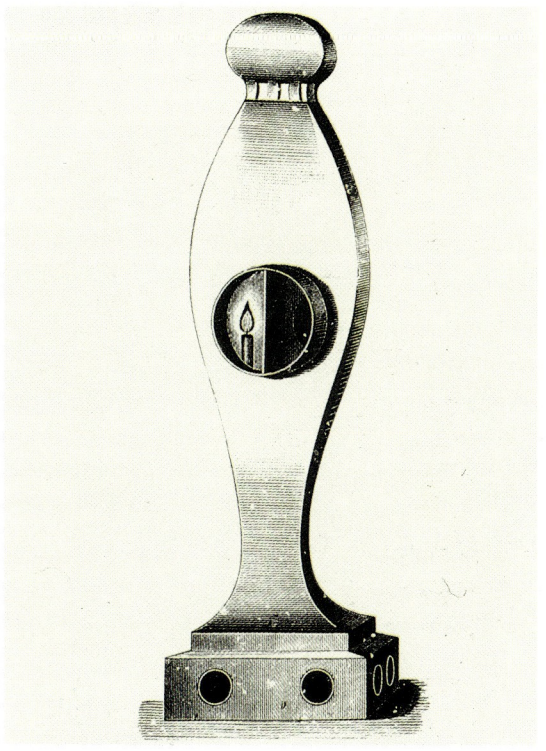

Abb. **1** „Lichtleiter" von Bozzini (1805). Mit Hilfe eines Hohlspiegels wurde das Licht einer Wachskerze in den zu untersuchenden Hohlraum weitergeleitet.

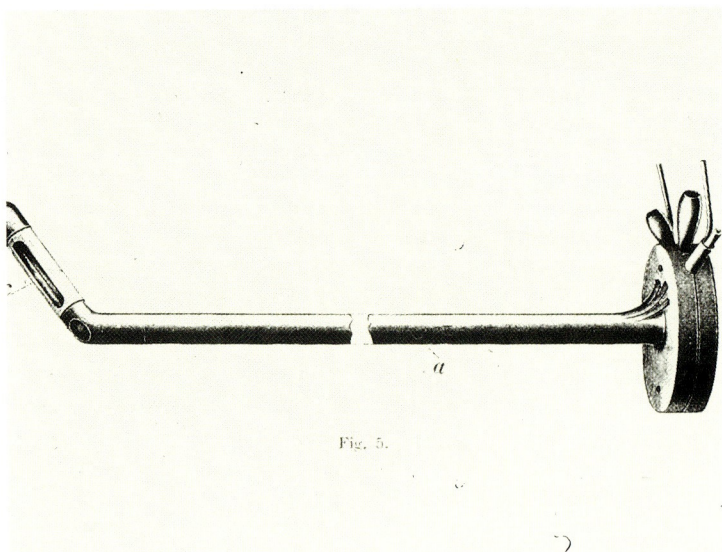

Fig. 5.

Abb. 2   Zystoskop von Nitze
(1879). Die Kombination des
Endoskops mit der von Edison
erfundenen Glühlampe ermög-
lichte durch Verlegung der Lichtquelle in das Körperinnere erst-
malig eine Ausleuchtung von
Hohlorganen.

der Bauchhöhle, d. h. der ersten vollwertigen
Laparoskopie.

Darüber hinaus demonstrierte Kelling im
Tierexperiment, daß eine wesentliche Voraussetzung für die von ihm noch Zölioskopie
genannte Untersuchung die Anlage eines Pneumoperitoneums war.

Nachdem die Methode von Kelling anfäng-
lich wenig Beachtung fand, griff sie der
Schwede Jakobaeus (1910) wieder auf, entwik-
kelte Kellings Gedanken weiter, verbesserte
das Instrumentarium und stellte das neue Ver-
fahrensprinzip als Laparoskopie vor. Seine
eigenen Erfahrungen mit dieser neuen Unter-
chungsmethode fanden in einer Monographie
„Laparoskopie" (1912) ihren vielbeachteten
Niederschlag. Ihr folgten im nächsten Jahr
Erfahrungsberichte aus aller Welt, die die weite
Verbreitung der Methode belegten. Die Weiterentwicklung stand im Zeichen einer Verbesserung des Instrumentariums, so die Entwicklung des Trokarendoskops durch Nordentoft
(1912), die erste Nadel zur Anlage des Pneumoperitoneums durch Korbsch (1921), die Erfin-
dung des Insufflators durch Goetze (1921) und
die Erweiterung des Blickwinkels der Laparo-
skope durch Unverricht (1922). Diese Fortschritte im Instrumentarium bahnten der weiteren Verbreitung der Methode den Weg.

Die Laparoskopie fand in den 20er Jahren,
beginnend vor allem bei Internisten, zunehmend klinische Beachtung.

In Deutschland ist hier in erster Linie der
Hepatologe Kalk zu nennen, der aufgrund gro-
ßer persönlicher Erfahrungen eine Standardi-
sierung der Laparoskopie vornahm und sie als
Routinemethode in der inneren Medizin eta-
blieren konnte.

Die ersten Beschreibungen operativer Eingriffe unter Sicht mit dem Laparoskop stammen
von Fervers (1933). Im gleichen Jahr zeigte
Stolze zum ersten Mal in größerem Umfang die
Bedeutung der Laparoskopie für die Chirurgie
auf. In der Gynäkologie waren es Palmer in
Frankreich, Decker in den USA und Frangen-
heim sowie Semm in Deutschland, die zu einer
Etablierung und Weiterentwicklung der Laparoskopie zunächst als diagnostischem und später als therapeutischem Verfahren entscheidend
beitrugen.

In der Chirurgie geriet die Laparoskopie
trotz einzelner Befürworter (Lindenschmidt
1963) jedoch rasch wieder in Vergessenheit.
Weiterentwicklungen der Optik (Hopkins
1976), der Einsatz der Glasfibertechnik (Hirschowitz 1958), ein elektronisch gesteuertes
Pneumoperitoneum (Semm 1980), die Möglichkeit zur Endokoagulation und der Einsatz spe-
zieller Techniken wie Endonaht und Roeder-
Schlinge (Semm 1978) erweiterten zwar das
Spektrum gynäkologischer laparoskopischer
Eingriffe, blieben jedoch von den Chirurgen
weitgehend unbemerkt, So war es auch kaum
verwunderlich, daß mit Semm ein Gynäkologe

die erste laparoskopische Appendektomie 1982 durchführte.

Gynäkologen gebührt also das Verdienst, die Pioniere der neueren Entwicklung in dieser vorchirurgischen Übergangszeit der Laparoskopie gewesen zu sein. Die „Knopflochchirurgie" galt den klassischen Chirurgen als wenig verläßlich, als zu spektakulär, kaum seriös und im eigentlichen Sinne als „unchirurgisch".

Erst die Ausweitung der laparoskopischen Techniken auf die Entfernung der Gallenblase durch Mouret (1987), gefolgt durch Berichte von Dubois (1989) und Perissat (1990), Reddick (1989) und Cuschieri (1990), rief nun auch die Chirurgen auf den Plan. Innerhalb weniger Monate erwachte die Laparoskopie aus ihrem chirurgischen Dornröschenschlaf und rückte in das Zentrum reger Betriebsamkeit.

Entwicklung der operativen Laparoskopie

Bozzini 1805	Lichtleiter
Desormeaux 1853	Rekto- und Zystoskop
Nitze 1879	Zystoskop mit Lichtquelle
Kelling 1901	Zölioskopie
Jakobaeus 1910	1. Laparoskopie mit Pneumoperitoneum
Fervers 1933	1. laparoskopische Bridenlösung
Kalk 1962	Standardisierung der diagnostischen Laparoskopie
Semm 1980	kontrolliertes Pneumoperitoneum
Semm 1982	1. laparoskopische Appendektomie
Mouret 1987	1. laparoskopische Cholezystektomie
Götz 1988	Standardisierung der laparoskopischen Appendektomie
Dubois ⎫ Perrisat ⎪ Reddick ⎬ 1989 Götz ⎭	Standardisierung der laparoskopischen Cholezystektomie

Voraussetzungen

Operateur und Assistenz

Laparoskopische Operationen sind vollwertige chirurgische Eingriffe, allerdings unter Bedingungen, die über die üblichen Operationen hinausgehen. Sie sind weder sog. Minioperationen mit reduzierten Ansprüchen an den Operateur noch risikoarme kleine Chirurgie. Dies stellt besondere Anforderungen an die Voraussetzungen derartiger Eingriffe.

Abdominalchirurgische Ausbildung

Die Beherrschung der allgemeinen und speziellen Grundregeln abdominalchirurgischer Eingriffe ist für jeden laparoskopischen Operateur unabdingbar. Dies bedeutet im einzelnen, daß Operateur und möglichst auch der 1. Assistent eine chirurgische Ausbildung besitzen müssen, die es ihnen in jedem Stadium des laparoskopischen Eingriffes ermöglicht, die Operation notfalls am offenen Abdomen fortsetzen und ggf. aufgetretene Komplikationen (Verletzung von Organsystemen, Blutung usw.) selbständig zu beherrschen.

Endoskopisches Training und räumliches Denken

Der vermehrte Einsatz technischer Hilfsmittel, der ungewohnte Zugang und das eingeschränkte zweidimensionale Bild stellen zusätzliche Anforderungen an die räumliche Vorstellungskraft von Operateur und Assistenz. Darum sind Kenntnisse und Erfahrungen in der endoskopischen Diagnostik und Therapie empfehlenswert, wenn nicht gar Vorbedingung. Die Vertrautheit eines endoskopisch versierten Chirurgen mit dem zweidimensionalen Bild ermöglicht auch bei der Laparoskopie die schnelle dreidimensionale Orientierung.

Manuelles Training

Obwohl die operativen Techniken der Präparation, Naht usw. in der laparoskopischen Chirurgie sich grundsätzlich nicht von denen am offenen Bauch unterscheiden, bedarf ihre Durchführung manueller Geschicklichkeit und stetiger Übung.

Dies erklärt sich aus dem eingeschränkten Aktionsradius der um den Drehpunkt der Bauchdeckenöffnung fixierten Instrumente.

Vertrautheit mit den Instrumenten

Wie alle chirurgischen Techniken ist die sichere Durchführung an die exakte Kenntnis der Instrumente und ihrer Anwendungsmöglichkeiten gebunden. Sowohl der Operateur als auch die Assistenten müssen ihre Instrumente blind beherrschen. Speziell ihre Bedienung ohne direkte Sichtkontrolle bedarf, da nicht alle Instrumente gleichzeitig im Bild sein können, der Übung.

Abb. **3** Simulationstrainer zum Erlernen laparoskopischer Techniken inkl. Anlage eines Pneumoperitoneums am Modell bzw. an natürlichen Operationspräparaten.

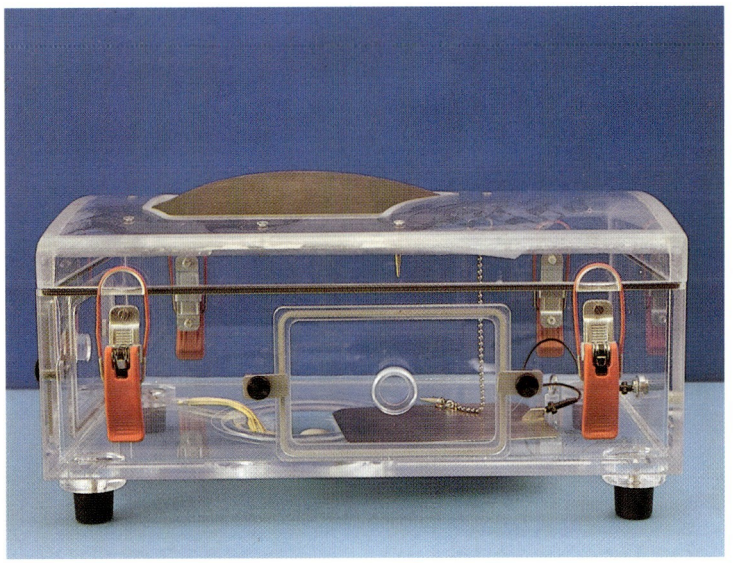

Koordinierte Kameraführung

Eine weitere Grundbedingung für den reibungslosen Ablauf laparoskopischer Eingriffe ist die koordinierte Führung der Kamera. Sie ist das gemeinsame Auge aller Beteiligten. Führt sie der Operateur nicht selbst, muß der Assistent die Abfolge der einzelnen Schritte genau kennen.

Zusätzlich hat der Assistent durch Fixation der Trokarhülsen in der Bauchdecke eine Dislokation, insbesondere beim Instrumentenwechsel, zu verhindern.

Übung am Modell

Dringend anzuraten ist jedem laparoskopisch tätigen Chirurgen die schrittweise Ausbildung am Modell. Am Anfang empfiehlt sich neben dem Studium entsprechender Lehrfilme ein konsequentes Üben am Simulationstrainer (Abb. 3). Hier haben Assistent und Operateur die Möglichkeit zum gewissenhaften dreidimensionalen Training am Modell. Basistechniken der laparoskopischen Chirurgie sind hier zunächst unter direkter Sicht und später mit Hilfe der Videokamera beliebig oft zu wiederholen und zu erlernen.

Lehrassistenz

Der nächste Schritt ist die Assistenz bei der Durchführung laparoskopischer Eingriffe durch einen Erfahrenen. Hierbei ergibt sich die Möglichkeit, einzelne Schritte wie Einführen der Verres-Kanüle bzw. von Trokaren unter Anlei-

tung durchzuführen. Vor dem interventionellen Eingriff sollte die selbständige Durchführung diagnostischer Laparoskopien erfolgen. Ein vermehrter Einsatz der diagnostischen Laparoskopie in der Chirurgie zur Abklärung unklarer Abdominalbeschwerden und in der chirurgischen Onkologie, z.B. im Rahmen des Tumorstagings, ist eine probate Möglichkeit, die laparoskopische Technik zu verfeinern.

Pflegepersonal

Die rasche Entwicklung der laparoskopischen Chirurgie stellt auch für erfahrenes Op-Personal eine Herausforderung dar. Es muß sich im gleichen Umfang wie der Operateur mit den technischen Gegebenheiten der neuen Apparate, dem speziellen Instrumentarium und dem Operationsablauf vertraut machen. Erleichternd wirkt die Tatsache, daß das assistierende Personal die Möglichkeit hat, jeden Schritt des Eingriffes im selben Umfang wie der Operateur auf dem Bildschirm zu verfolgen (Abb. **4**).

Dies steigert die Motivation der Beteiligten und kann die anfänglichen Schwierigkeiten des Pflegepersonals bei der Beherrschung des aufwendigen technischen Apparates gut kompensieren. Dennoch gelten folgende Voraussetzungen:

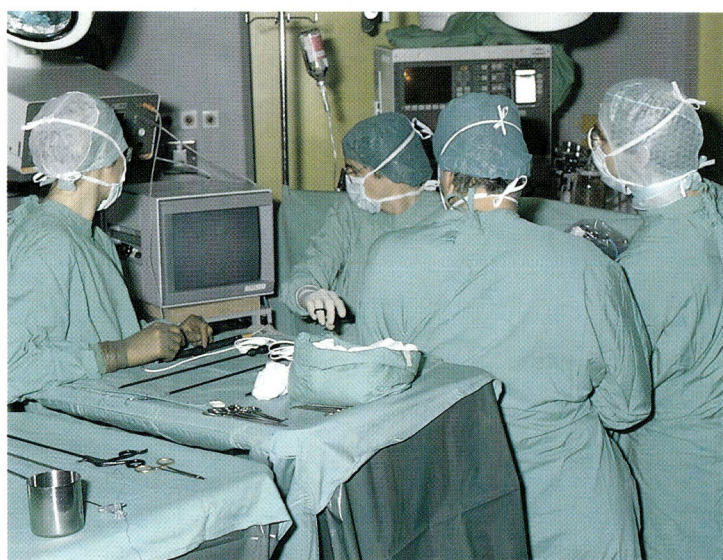

Abb. **4** Die Wiedergabe des intraoperativen Situs auf dem Monitor erlaubt dem instrumentierenden Personal, die einzelnen Schritte des Eingriffes genau zu verfolgen.

Technische Assistenz

Mehr noch als bei der herkömmlichen Laparotomie bedingt die häufige Modifikation der Einstellung von Insufflationsgerät, Lichtquelle und Absaugvorrichtung die permanente Präsenz eines technisch versierten Op-Pflegers im Operationssaal.

Gerätewartung

Die erforderliche Reinigung und Wartung des z. T. hochempfindlichen Instrumentariums setzen Sorgfalt und Kenntnisse voraus, die in der Regel beim Personal einer externen Zentralsterilisation nicht gegeben sind. Idealerweise sollte daher die Versorgung des Instrumentariums durch das Op-Personal selbst erfolgen.

Die Benutzung von Einmalinstrumentarium (z. B. Trokare) löst dieses Problem nur z. T. und ist überdies ein beträchtlicher Kostenfaktor.

Operationsassistenz

Insgesamt entsprechen die Anforderungen an das Personal bei Durchführung laparoskopischer Eingriffe den Grundregeln der Abdominalchirurgie. Darüber hinaus sind Spezialkenntnisse und Fähigkeiten erforderlich, die nach entsprechendem Training und bei regelmäßiger Anwendung bei allen Beteiligten rasch zur Rou-

tine werden können. Mehr noch als bei der Laparotomie ist die integrierende Teamarbeit unabdingbare Voraussetzung für eine erfolgreiche Durchführung des laparoskopischen Eingriffes.

Apparative Grundausstattung und Instrumentarium

Der zunehmend interventionelle Charakter laparoskopischer Eingriffe hat die Entwicklung des Instrumentariums in den letzten Jahren wesentlich geprägt. Vorausgegangen ist die Einführung miniaturisierter Videokameras, die Weiterentwicklung des elektronisch gesteuerten CO_2-Insufflators sowie die Verbesserung des Licht- und Optiksystems. Mittlerweile wird das Instrumentarium von einer zunehmenden Anzahl von Herstellern angeboten. Bezüglich des technischen Aufbaues der einzelnen Geräte und ihrer unterschiedlichen Eigenschaften verweisen wir auf ausführliche Monographien. Wir beschränken uns in der Folge auf eine Aufstellung der für die tägliche laparoskopische Chirurgie erforderlichen Apparate und Basisinstrumente.

Insufflationsapparat

Kohlendioxid ist das meistverwandte Gas in der operativen Laparoskopie. Seine Vorzüge liegen in der guten Exkretion über die Lunge und die geringe Entflammbarkeit. Embolien durch Fehlinjektion in ein Blutgefäß lassen sich im Vergleich zur Luft- und Lachgasembolie besser beherrschen. Die Aufrechterhaltung eines konstanten Pneumoperitoneums von $12-15$ mmHg ist wesentliche Voraussetzung jeglicher interventionellen Laparoskopie. Die Insertion multipler Trokare bedingt jedoch ebenso wie der häufige Instrumentenwechsel einen unvermeidbaren Gasverlust. Zusätzlich ist jeder Einsatz des Saugapparates durch simultanes Absaugen von Gas mit einem erheblichen Abfall des intraabdominellen Druckes verbunden. Die neue Generation der Insufflatoren mit einem hohen Flow von bis zu 8 l/min und elektronisch gesteuerter automatischer Zuschaltung bei Druckverlust garantiert jedoch weitgehend ein permanentes Pneumoperitoneum.

Saug- und Spülapparat

Saug- und Spülsysteme sind ein essentieller Bestandteil der laparoskopischen Chirurgie. Die derzeit vorhandenen kombinierten Saug-/Spülgeräte erlauben zwar die Einhandbedienung, sind aber noch verbesserungswürdig. Insbesondere sind der erhebliche Gasverlust, die Aspiration von Gewebe sowie das häufige Verstopfen der Sauger durch Koagel technisch noch besser zu lösen.

Lichtquelle, Optik und Videoeinheit

Die Verwendung von Halogenlampen mit bis zu 450 W Leistung gewährt eine maximale Ausleuchtung der Bauchhöhle. In Verbindung mit der hochauflösenden Video-1-Chip-Kamera entsteht so ein tageslichtähnliches Bild auf dem Monitor (Abb. 5). Den optimalen Bildausschnitt gewährt die 10-mm-Geradeausoptik. In manchen Situationen ist eine 30-Grad-Optik, welche durch einfache Rotation eine Änderung des Blickwinkels erbringt, jedoch von Vorteil.

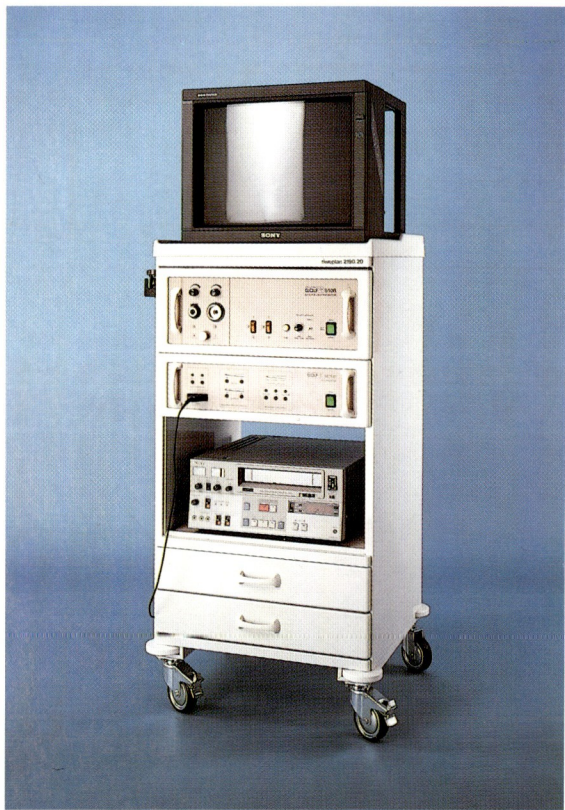

Abb. 5   Mobile Videoeinheit mit Monitor, Lichtquelle, Kamera und Recorder.

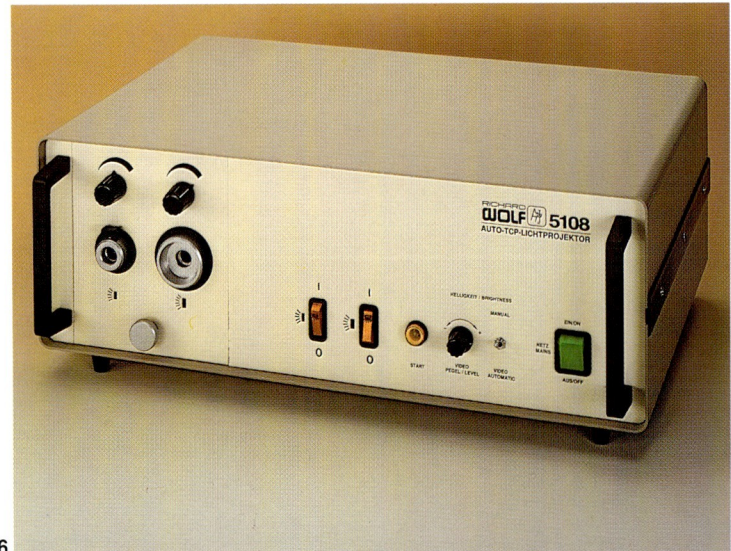

6

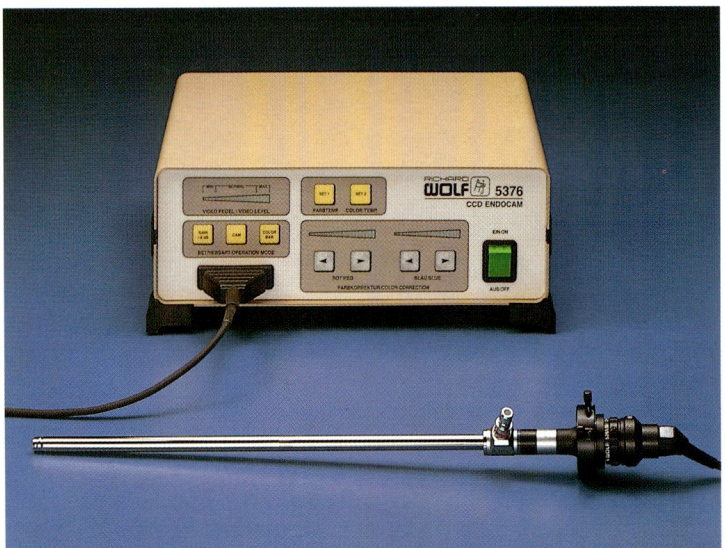

7

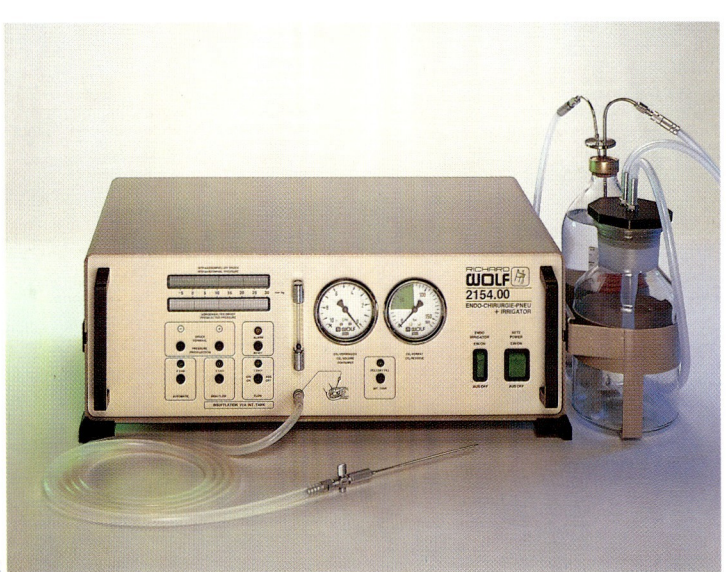

8

Apparative Grundausstattung im einzelnen
(Abb. **5−8**)

Videoeinheit (Abb. **5**):
1 Fernsehmonitor,
1 Videorecorder: VHS, S-VHS oder U-Matic (fakultativ),
1 Videowagen (fakultativ),
1 Videoprinter (fakultativ).

1 Kaltlichtquelle mit Halogendampfbogenlampe 250−450 W (Abb. **6**),
1 Fiberlichtleitkabel,
1 Miniaturvideokamera (Zoom fakultativ) (Abb. **7**),
1 Optik, 10 mm, 0-Grad-Blickrichtung,
1 Optik, 7 mm, 0-Grad-Blickrichtung,
1 Optikvorwärmgerät.

1 CO_2-Insufflator (Abb. **8**) (Druckvorwahl, High-flow-Schaltung),
1 CO_2-Flasche,
1 Schlauchgarnitur mit Luer-Kupplung,
1 Verres-Kanüle,
1 Saug- und Spülgerät inkl. Sekretauffangflasche und Schlauchgarnitur (Abb. **8**).

1 Bipolarhochfrequenzgenerator inkl. Anschlußkabel,
1 Unipolargenerator,
1 Fußschalter.

Instrumentarium zur laparoskopischen Appendektomie
(Abb. **9a—c**)

1 Trokarhülse, 11 mm, inkl. Trokar mit Trompetenventil (Spitze kegelig) (Abb. **9b**),
1 Trokarhülse, 11 mm, inkl. Trokar mit Klappenventil (Spitze dreikantig),
1 Trokarhülse, 5 mm, inkl. Trokar mit Kugelventil (Spitze dreikantig) (Abb. **9c**),
1 Appendixextraktor, 10 mm,
1 Greifzange, kräftig,
1 Greifzange, atraumatisch, 5 mm,
1 Bipolargreifzange,
1 Schere, 5 mm, gerade,
1 Taststab, 5 mm, graduiert,
1 Applikator, 5 mm,
1 Saug-/Spülrohr, 5 mm.

Fakultativ:
1 Hakenschere,
1 Dilatations- und Führungshülse, 10 auf 15 mm,
1 Führungsstab, 10 mm,
1 Trokarhülse, Durchlaß 15 mm.

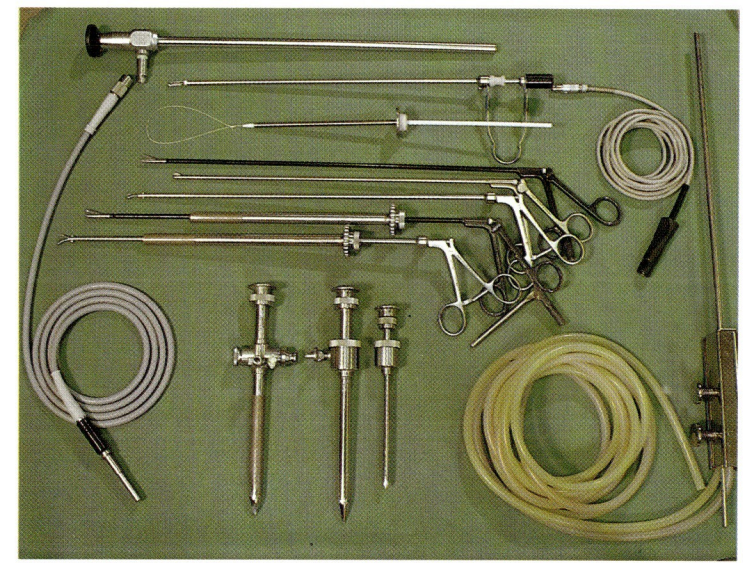

a

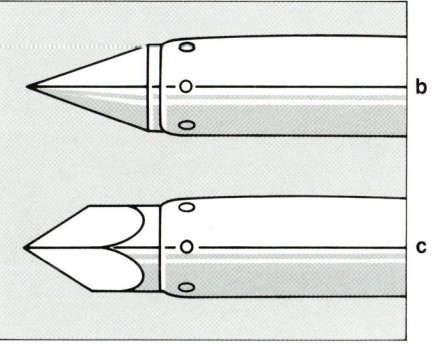

b

c

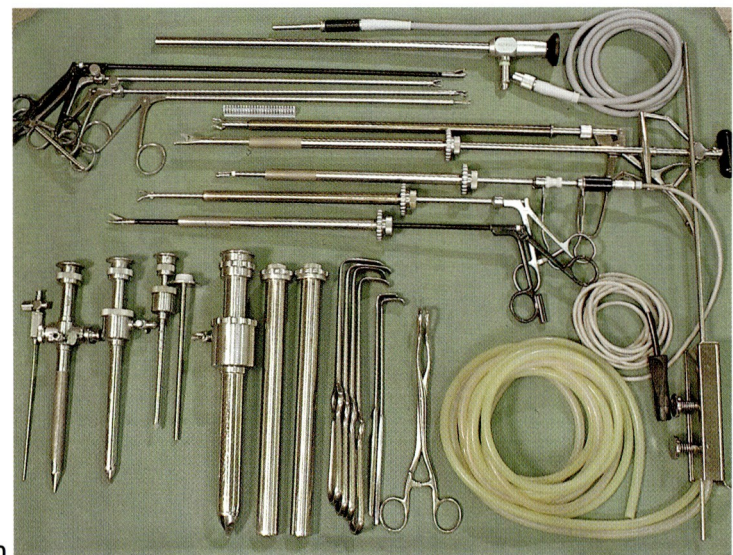

10

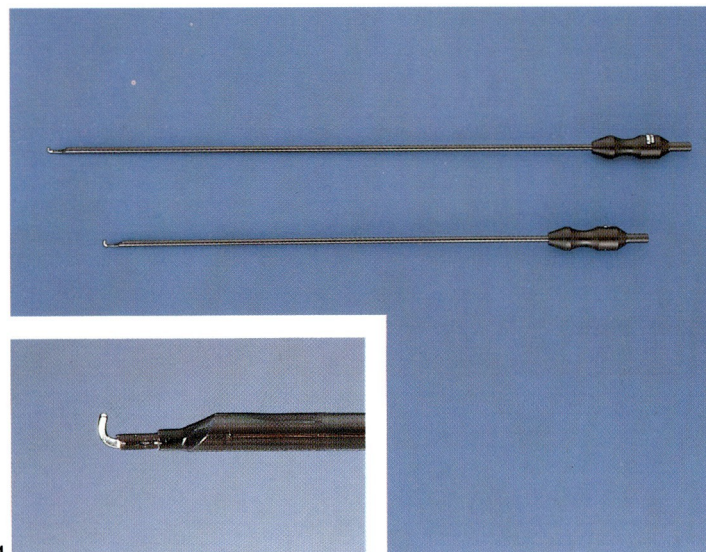

11

Instrumentarium zur laparoskopischen Cholezystektomie
(Abb. **10−11**)

1 Trokarhülse, 11 mm, inkl. Trokar mit Trompetenventil (Spitze kegelig),
1 Trokarhülse, 11 mm, inkl. Trokar mit Klappenventil (Spitze dreikantig),
2 Trokarhülsen, 5 mm, inkl. Trokar mit Klappenventil (Spitze dreikantig),
2 Instrumentierhülsen, 10 mm,
1 Taststab, graduiert, 5 mm,
1 Schere, 5 mm, gerade,
1 Clipapplikator, inkl. Clips, ggf. Führungshülse, 10 mm,
1 Greifzange, scharf,
1 Greifzange, atraumatisch, 5 mm,
1 Saug-/Spülrohr,
1 Greifzange, atraumatisch, für Präp.-Tupfer,
1 Präp.-Zange, gekrümmt.

Fakultativ:
1 Hakenelektrode (Abb. **11**),
1 Dilatations- und Führungshülse, 10 auf 15/20 mm,
1 Führungsstab, 10 mm,
1 Trokarhülse, Durchlaß 15/20 mm.

Zusatzinstrumentarium zur Cholangiographie:
1 Mikrodissektionsschere, 5 mm,
1 Punktionsnadel, 5 mm,
1 Ballonkatheter, 4−5 F.

**Instrumentarium zur
laparoskopIsche Adhäsiolyse**
(Abb. **12**)

1 Trokarhülse, 11 mm, inkl. Trokar mit Trompetenventil (Spitze
  kegelig),
2 Trokarhülsen, 5 mm, inkl. Trokar mit Kugelventil (Spitze
  dreikantig),
1 Taststab, graduiert, 5 mm,
1 Schere, 5 mm, gerade,
1 Bipolargreifzange, 5 mm,
1 Schlingenapplikator, 5 mm,
1 Saug-/Spülrohr, 5 mm,
1 Greifzange, atraumatisch,
1 Greifzange, kräftig.

Instrumentarium zur Endonaht:
1 Nadelhalter, 5 mm,
1 Nadelhalter, 10 mm, mit
  Konvertor.

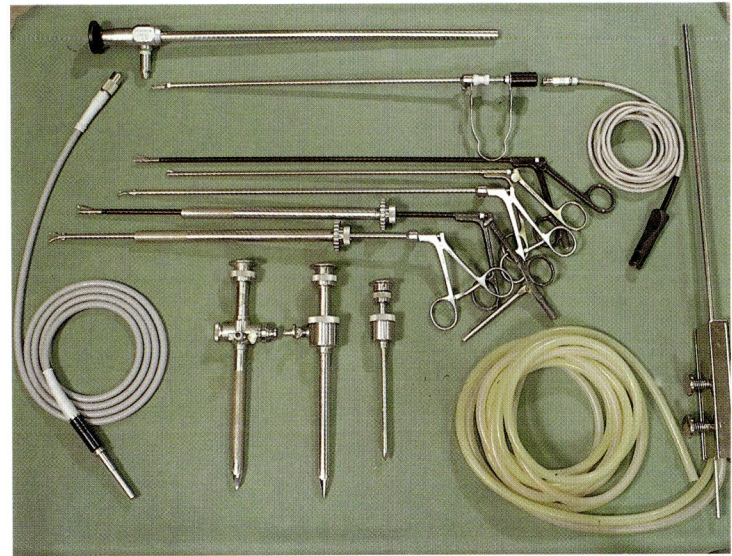

12

Zusatzinstrumentarium

Grundsätzlich ist bei jedem laparoskopischen Eingriff daran zu denken, daß ein Umsteigen zur Laparotomie erforderlich sein kann. Das hierzu benötigte Instrumentarium muß kurzfristig zur Verfügung stehen. Insbesondere sollte ein Notfallbesteck zur sofortigen Laparotomie bei nicht beherrschbarer intraabdomineller Blutung bereitstehen. Zur Laparoskopie selbst beschränkt sich das chirurgische Instrumentarium auf die erforderlichen Instrumente zur Inzision, zum Faszien- und Hautverschluß. Zur Extraktion der Gallenblase benötigt man evtl. eine Gallenblasenfaßzange, zwei kurze Langenbeck-Haken und eine gebogene Kornzange für die Steinextraktion.

Patientenvorbereitung

Aufklärung

Erste vorbereitende Maßnahme ist die ausführliche Aufklärung des Patienten. Die Anforderungen an das Aufklärungsgespräch entsprechen denen bei konventioneller chirurgischer Technik: Neben der allgemeinen und organspezifischen Schilderung des geplanten Eingriffes und der möglichen Komplikationen gilt es, auf Besonderheiten der laparoskopischen Verfahrenswahl ausdrücklich hinzuweisen. Es ist zunächst wichtig, den primär diagnostischen Charakter der Laparoskopie herauszustreichen. Des weiteren muß betont werden, daß selbst bei Bestätigung der präoperativen Diagnose die endgültige Entscheidung für oder gegen eine laparoskopische Vorgehensweise erst intraoperativ fällt. Dieser präoperativen Unsicherheit des Patienten sind die Vorteile einer verbesserten Diagnostik und eines schonenderen Op-Verfahrens argumentativ gegenüberzustellen. Auf eine evtl. notwendig werdende Laparotomie ist jedoch ausdrücklich hinzuweisen. Das Aufklärungsgespräch sollte so geführt sein, daß der Patient den Umstieg auf die Laparotomie nicht als ein Versagen der Methodik bzw. des Operateurs empfindet, sondern als eine auf sein Krankheitsbild optimal abgestimmte Verfahrenswahl. Dies erleichtert auch dem Operateur eine evtl. notwendige Entscheidung. Darüber hinaus hat es sich für die postoperative Patientenführung bewährt, dem Patienten gegenüber zu erwähnen, daß das in der Regel rasch wiederkehrende subjektive Wohlbefinden nicht mit der inneren Wundheilung gleichzusetzen ist.

Präoperative Maßnahmen

Op-Vorbereitung

Da sich bei jedem laparoskopischen Eingriff grundsätzlich die Notwendigkeit zur Laparotomie ergeben kann, ist der Patient entsprechend vorzubereiten. Dies beinhaltet die Abklärung der Narkosefähigkeit, abführende Maßnahmen, Enthaarung und Reinigung der Bauchdecken. Die Säuberung der Nabelgrube ist wegen des in der Regel paraumbilikalen Einführens des Optiktrokars besonders sorgfältig vorzunehmen. Eine zusätzliche Desinfektion erfolgt am Vorabend der Operation durch Applikation eines polyvidonjodgetränkten Tupfers in der Nabelgrube.

Magensonde, Blasenentleerung

Nach Intubation wird zur Desufflation des Magens routinemäßig eine Sonde nasogastral appliziert. Der überblähte Magen birgt ein Punktionsrisiko beim Einführen der Verres-Kanüle und behindert die Sicht im Oberbauch. Als weitere Sicherheitsmaßnahme empfiehlt sich eine Blasenentleerung durch Einmalkatheterisierung. Fehlpunktionen der Blase sowie Sichtbehinderung bei der Exploration des kleinen Beckens sind so weitgehend ausgeschlossen. Sowohl die Magensonde als auch der Blasenkatheter werden unmittelbar im Anschluß an den Eingriff entfernt.

Lagerung

Der Patient wird zur Anlage des Pneumoperitoneums zunächst horizontal auf dem Op-Tisch gelagert. Im Anschluß hierauf erfolgt die endgültige Op-spezifische Einstellung des Op-Tisches. Eingriffe im Oberbauch werden durch eine Anti-Trendelenburg-Position (10–20°) erleichtert; umgekehrt ist zur Inspektion und ggf. Manipulation der Organe im Unterbauch eine Trendelenburg-Lagerung von 10–20° sinnvoll. Die Exposition der linken und rechten Körperhälfte gelingt durch Seitwärtsneigung des Tisches zur kontralateralen Seite um 10–20°. Voraussetzung für die intraoperative Lageänderung des Patienten ist eine gute Fixation durch einen Beckengurt. Vom Anästhesisten ist die lagerungsbedingte Druckerhöhung im Thorax in seinem Narkoseregime zu berücksichtigen.

Vorbereitung der Patienten zur Laparoskopie
Aufklärung
Abklärung der Narkosefähigkeit
Reinigung und Desinfektion der Nabelgrube (Polyvidonjodtupfer)
Magensonde
Einmalkatheterisieren

Indikationen

Diagnostische Laparoskopie

Der vermehrte Einsatz laparoskopischer Techniken in der Chirurgie und die zunehmenden Erfahrungen mit der Anwendung der Methode rechtfertigen den großzügigeren Einsatz der diagnostischen Laparoskopie in der Abdominalchirurgie.

Onkologische Fragestellungen

Die explorative Laparoskopie ermöglicht eine Aussage über die Ausdehnung des Organbefalls oder Fernmetastasierung gastrointestinaler Tumoren. Im Rahmen der Laparoskopie können aus Tumoren der Bauchorgane, aus suspekten Arealen der Leber und des Bauchfelles Gewebsproben zur Histologie gewonnen werden. Die diagnostische Laparoskopie kann somit wesentliche Kriterien zur Entscheidung über lokale und allgemeine Operabilität intraabdomineller Neoplasien liefern. Auch bietet sie die Möglichkeit, den Erfolg einer vorangegangenen operativen, radiologischen bzw. zytostatischen Therapie zu verifizieren. In Einzelfällen ist durch die Laparoskopie eine explorative Laparotomie vermeidbar (Cuschieri 1980, Shandall 1985).

Abklärung atypischer Abdominalbeschwerden

Fortschritte der Diagnostik durch bildgebende Verfahren und die Weiterentwicklung klinisch-chemischer Untersuchungsverfahren haben die Häufigkeit ungeklärter Abdominalbeschwerden erheblich reduziert. Es bleibt jedoch eine Gruppe von Patienten, bei denen trotz aller bildgebenden oder endoskopischen Diagnostik eine endgültige Diagnose nicht zu stellen ist. Hier kann die Laparoskopie hilfreich sein. In der Beurteilung lokaler Spätfolgen nach abdominalchirurgischen Eingriffen erlaubt die Laparoskopie die Sicherung bzw. den Ausschluß der Diagnose Adhäsionsbeschwerden. Allgemein wird die Trefferquote der Laparoskopie in der Diagnostik ungeklärter Abdominalbeschwerden mit 87−93,7% angegeben (Saleh 1978, Barry 1978).

Laparoskopische Appendektomie

Nach wie vor ist die Diagnose einer akuten Appendizitis eine der schwierigen Aufgaben in der Chirurgie. Fehldiagnosen finden sich in der Literatur zwischen 10 und 20% (deDombal 1979). Die Hoffnung, durch die Laparoskopie, d. h. durch gezielte Suche und direkte optische Kontrolle einer evtl. pathologisch veränderten Appendix, nicht indizierte Appendektomien zu verhindern oder wenigstens zu verringern, hat sich bisher nicht im gewünschten Maße erfüllt. Das hängt u. a. damit zusammen, daß die Appendizitis in der Mukosa beginnt und klinische Symptome verursachen kann, ohne daß bei direkter Inspektion der Serosa bereits makroskopische Veränderungen sicher zu erkennen sind.

Dies relativiert den diagnostischen Wert der Laparoskopie bei Verdacht auf akute Appendizitis.

Die Laparoskopie erscheint uns jedoch immer dann berechtigt, wenn sie zur diagnostischen Absicherung klinisch verdächtiger Befunde erfolgt. Hierbei ist die gleichzeitige Möglichkeit zur laparoskopischen Appendektomie das überzeugende Argument. So kann bei makroskopischer Bestätigung der klinischen Diagnose der Schritt von der Diagnose zur Therapie unmittelbar angeschlossen werden. Bei makroskopisch unauffälliger oder nur gering veränderter Appendix kann man ohne wesentliche Traumatisierung der Bauchorgane die Peritonealhöhle explorieren, nach weiteren Ursachen der klinischen Symptomatik suchen und diese ggf. lokalisieren (z.B. Endometriose, Meckelsches Divertikel).

Lassen sich keine anderen pathologischen Veränderungen nachweisen, sollte in dieser Situation selbst bei geringem makroskopischen Befund die Appendix laparoskopisch entfernt werden.

Fraglich ist z.Z. noch die Indikation bei der chronisch rezidivierenden Appendizitis. Es bleibt abzuwarten, inwieweit eine bessere Klassifikation dieses schlecht verstandenen Krankheitsbildes durch systematische Laparoskopien im Verdachtsfalle gelingt. Unzweifelhaft ist, daß erst durch eine Appendektomie gelegentlich seltene Krankheiten wie z.B. das Karzinoid oder die Mukozele entdeckt werden.

Andererseits macht der gute und kosmetisch überzeugende Zugang die Entfernung einer gesunden Appendix dadurch nicht weniger überflüssig, daß sie laparoskopisch erfolgt.

Findet sich intraoperativ eine perforierte Appendix bzw. ein perityphlitischer Abszeß, so ist es dem Erfahrenen vorbehalten, den Eingriff laparoskopisch fortzuführen. Im Regelfall sollte dem konventionellen Vorgehen der Vorzug gegeben werden. Die bei guter Übersicht und entsprechender Erfahrung anzuwendende laparoskopische Technik wird in den folgenden Kapiteln dargestellt.

Laparoskopische Cholezystektomie

Die Indikation zur Cholezystektomie erfährt durch die laparoskopische Technik keine Änderung. Das Ziel dieser Vorgehensweise entspricht dem Ziel der konventionellen Operation, d.h. der Entfernung des kranken Organs Gallenblase. Die Erleichterung der Technik und das kosmetisch überzeugende, atraumati-

sche, die Patienten wenig belastende Verfahren der laparoskopischen Cholezystektomie darf nicht dazu verleiten, die Indikation unzulässig auszuweiten. Als Kriterien der Operationsindikation gelten in Analogie zum konventionellen Vorgehen:

– die symptomatische Cholezystolithiasis,
– die akute Cholezystitis bei Cholezystolithiasis innerhalb der 72-Std.-Grenze (z.Z. nur geübtem Operateur zu empfehlen),
– die asymptomatische Cholezystolithiasis bei drohender Komplikation z.B. durch multiple kleine Steine (Gefahr der Steinwanderung), den großen Solitärstein (Gefahr der Wandnekrose) sowie scharfkantige Kalksteine (chronische Cholezystitis),
– die asymptomatische Cholezystolithiasis bei Zustand nach EPT;
– eine weitere Operationsindikation besteht bei negativem Cholezystogramm (Zystikusverschluß) sowie bei Diabetikern (Entzündungsneigung!).

Ergibt die intraoperative Röntgendarstellung der abführenden Gallenwege überraschenderweise ein Choledochuskonkrement, so besteht grundsätzlich die Möglichkeit einer laparoskopischen Choledochotomie mit Steinextraktion und Einlage einer T-Drainage. Die beschriebene Technik stellt jedoch eine hohe Anforderung an die Versiertheit und den Erfahrungsgrad des laparoskopischen Operateurs. Sie ist deshalb noch nicht generell zu empfehlen und sollte derzeit nur von dem wirklich Erfahrenen durchgeführt werden.

Indikationen zur Laparoskopie

Diagnostisch:
Onkologie:
Tumorstaging,
Histologiegewinnung,
Therapiekontrolle.
Differentialdiagnose:
atypische Abdominalbeschwerden,
rechtsseitiger Unterbauchschmerz,
„Adhäsionsbeschwerden".

Therapeutisch:
akute Appendizitis,
akute Cholezystitis,
symptomatische Cholezystolithiasis,
asymptomatische Cholezystolithiasis
mit drohenden Komplikationen,
asymptomatische Cholezystolithiasis
bei Z. n. EPT,
Adhäsionen

Kontraindikationen

Allgemeine Kontraindikationen für die Laparoskopie

Die Indikation zur Laparoskopie kann aufgrund ihrer geringen Belastung für den Patienten und ihrer niedrigen Komplikationsrate weit gestellt werden. Es gilt jedoch, methodenspezifische allgemeine Kontraindikationen zu berücksichtigen.

Kardiorespiratorische Störungen

An erster Stelle sind hier Erkrankungen von Herz und Lunge zu nennen, die durch die Anlage des Pneumoperitoneums zu eingeschränkter Atemfunktion und evtl. Störung der Herzaktion führen können. Im einzelnen handelt es sich um die dekompensierte Herzinsuffizienz, Störungen des Reizleitungssystems, frischen Herzinfarkt und schwere obstruktive Lungenerkrankungen. Die kompensierte Herzinsuffizienz stellt ebenso wie die stabile Angina pectoris keine Kontraindikation dar.

Gerinnungsstörungen

Da die Laparoskopie in der Regel einen Wahleingriff darstellt, ist bei vorliegender Gerinnungsstörung eine entsprechende Therapie bzw. Substitution einzuleiten und der Eingriff nach dokumentierter Korrektur der Gerinnungsfaktoren durchzuführen. Therapierefraktäre Gerinnungsstörungen sind jedoch als absolute Kontraindikation für den laparoskopischen Eingriff anzusehen.

Ileus

Luft- und flüssigkeitsgefüllte Darmschlingen beim mechanischen oder paralytischen Ileus bergen das Risiko einer Fehlpunktion beim Anlegen des Pneumoperitoneums. Sie stellen somit eine absolute Kontraindikation dar.

Infektionen

Infektionen im Bereich der Bauchdecken sind aufgrund des Risikos einer intraabdominellen Keimverschleppung ebenso wie die generalisierte Peritonitis eine Kontraindikation.

Adipositas, Zwerchfellhernie

Durch die Entwicklung überlanger Trokare und entsprechender Verres-Nadeln ist ein Wandel von der Kontraindikation hin zur Indikation bei extrem adipösen Patienten eingetreten; gerade diese profitieren von den minimalen Zugangswegen des laparoskopischen Verfahrens. Zwerchfellhernien stellen ebenfalls keine Kontraindikation mehr dar. Das Auftreten eines Pneumomediastinums bei Patienten mit großen Zwerchfellhernien läßt sich durch Trendelenburg-Lagerung (15°), Begrenzung des intraabdominellen Druckes auf 10 mmHg und Intubationsnarkose vermeiden.

Kontraindikationen zur laparoskopischen Appendektomie

Die Entscheidung zur laparoskopischen Verfahrenswahl fällt in Abhängigkeit vom Lokalbefund erst intraoperativ. Die Zäkumwandphlegmone im Bereich der Appendixbasis ist ebenso wie eine basisnahe Appendixperforation eine Kontraindikation für die laparoskopische Vorgehensweise. Ein sicherer Appendixstumpfverschluß ist durch alleinige Röder-Ligatur hier nicht gewährleistet. Gelingt es nicht, die Appendixbasis einwandfrei darzustellen, ist eine Exploration durch offene Laparotomie dem laparoskopischen Verfahren vorzuziehen.

Das basisnahe Appendixkarzinoid ist gleichermaßen wie das Appendixkarzinom durch die alleinige laparoskopische Appendektomie nicht radikal zu operieren.

Kontraindikationen zur laparoskopischen Cholezystektomie

In Analogie zum Vorgehen bei der Appendektomie fällt die Entscheidung zur laparoskopischen Entfernung der Gallenblase in der Regel erst intraoperativ. Als präoperative Kontraindikationen sind zu nennen: die akute Pankreatitis, die gesicherte Choledocholithiasis mit Verschlußikterus sowie der Verdacht auf ein Gallenblasenkarzinom bzw. auf Tumoren der Gallengänge. Die akute Cholezystitis ist ebenso wie die Voroperation im Oberbauch für den bereits laparoskopisch Erfahrenen keine Kontraindikation mehr. Hier ist der intraoperative Befund entscheidend.

Als wesentliche intraoperative Kontraindikationen sind zu nennen: die Perforation der Gallenblase mit galliger Peritonitis, das entzündlich veränderte Lig. hepatoduodenale sowie die Gallenblase, die direkt dem Ductus choledochus aufsitzt. Zeigt sich bei der intraoperativen Cholangiographie unerwartet ein Gallengangskonkrement, so ist insbesondere beim älteren Patienten eine alleinige Cholezystektomie durchzuführen. Die Steinextraktion erfolgt später durch den Endoskopiker. Beim jungen Patienten erfolgt in gleicher Sitzung die Choledochotomie und Steinextraktion alternativ per Laparoskopie bzw. per Laparotomie in Abhängigkeit vom Erfahrungsgrad des Operateurs.

Insgesamt rechtfertigen die bisherigen Ergebnisse der laparoskopischen Operationstechniken einen vorsichtigen Umgang mit der Indikation und Kontraindikation. Als Regel kann gelten, daß die jeweilige Entscheidung von der Erfahrung des Laparoskopikers und seinen operativen Kenntnissen abhängt. Ein allgemein akzeptiertes Konzept ist z. Z weder hilfreich noch realistisch, da auf diesem Feld der aktiven Methodensprossung alles im Fluß ist. Als Richtlinie kann gelten, daß Behutsamkeit und Rückgriff auf bewährte Verfahren einen sichereren Boden darstellen als übertriebener Pioniergeist.

Kontraindikationen zur Laparoskopie

Allgemein:
kardiorespiratorische Störungen,
therapierefraktäre Gerinnungsstörungen,
Ileus,
Infektion der Bauchdecke,
generalisierte Peritonitis.

Speziell
zur Appendektomie:
Zäkumwandphlegmone,
Perforation, basisnah,
Karzinoid der Appendix, basisnah,
Karzinom der Appendix.

zur Cholezystektomie:
Gallenblasenperforation,
akute Pankreatitis,
Verschlußikterus bei Choledocholithiasis,
Mirizzi-Syndrom.

Anästhesie

Im Rahmen laparoskopischer Untersuchungen bzw. Eingriffe kommen Lokal-, Regional-, Masken- und Intubationsanästhesien zur Anwendung. Die Wahl des Narkoseverfahrens wurde bisher im Rahmen der laparoskopischen Diagnostik wesentlich durch lokale Gegebenheiten beeinflußt. Im Bereich der interventionellen laparoskopischen Chirurgie ist jedoch der Allgemeinnarkose mit Intubation, Muskelrelaxation und kontrollierter Beatmung der Vorzug zu geben. Dies erklärt sich aus der Einbeziehung des schmerzempfindlichen Peritoneums und der Notwendigkeit zum anhaltenden Pneumoperitoneum. Vorteile sind die tiefere Sedierung und Relaxation, die die Durchführung auch länger dauernder subtiler Manipulationen unterstützt. Ferner besteht die Möglichkeit, jederzeit auf eine Laparotomie überzugehen.

Das unter Allgemeinnarkose übliche Monitoring des kardiorespiratorischen Systems erlaubt eine Früherkennung und Beherrschung sich anbahnender Komplikationen. Dies gilt insbesondere für die beschriebene Abnahme des Herzzeitvolumens (Brantley 1988, Lee 1975, Motew 1973) und das Auftreten von bradykarden Rhythmusstörungen in 5–10% (Wurst 1990). Typische Begleiterscheinungen der Laparoskopie, wie Reduktion der Compliance der Thoraxwand und Zwerchfellhochstand bei intraabdomineller Druckerhöhung über 12 mmHg, gehen mit einer konsekutiven Verringerung des Atemvolumens, einer Azidose und einer Tachykardie einher.

Sie sollten jedem Anästhesisten ebenso vertraut sein wie die erforderlichen Maßnahmen zur therapeutischen Kompensation.

Insbesondere ist bei länger dauerndem CO_2-Pneumoperitoneum ein angepaßtes Atempendelvolumen zum Austausch der individuell unterschiedlichen Menge an resorbiertem Kohlensäuregas über die Lungenalveolen erforderlich. Die Anlage des Pneumoperitoneums mit Kohlensäuregas unter Allgemeinnarkose und maschineller Beatmung geht mit einem Anstieg des P_aCO_2 um 10 mmHg einher.

Die angegebene hohe Rate an postoperativer Übelkeit und Erbrechen bis zu 50% (Hovorka 1989, Brown 1984) nach Laparoskopie ist wohl weniger auf das gewählte Narkoseregime als auf andere Faktoren zurückzuführen (Kurer 1984, Skacel 1986, Kenefick 1987).

Technik der laparoskopischen Eingriffe

Diagnostische Laparoskopie

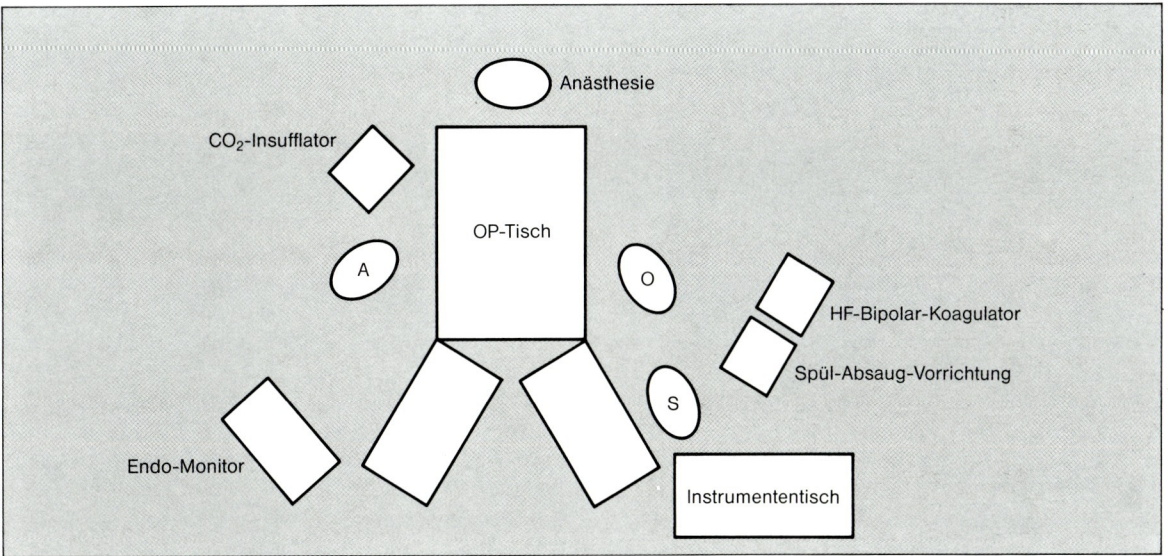

13

Geräteanordnung und Position des Op-Teams
(Abb. **13**)

– Operateur (O), links vom Patienten.

– Assistent (A), rechts vom Patienten.

– Op-Schwester (S) und Instrumententisch am
  Fußende bzw. an der linken Seite des Patienten.

– Monitor und CO_2-Insufflator am rechten Fußende
  in Blickrichtung des Operateurs.

– Kameraführung durch Operateur.

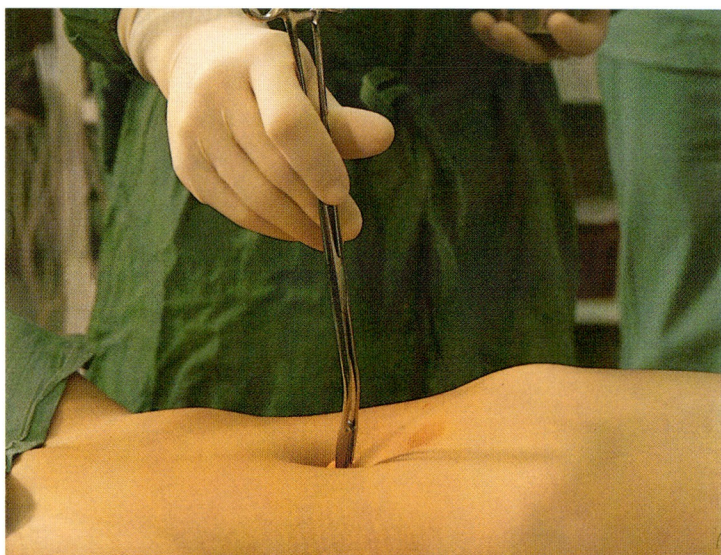

14

Vorbereitung und Einführen der Verres-Kanüle
(Abb. **14–16**)

– Steriles Abdecken des Op-Feldes.
– Desinfektion der Bauchdecke.
– Reinigung der Nabelgrube durch Tupfer.

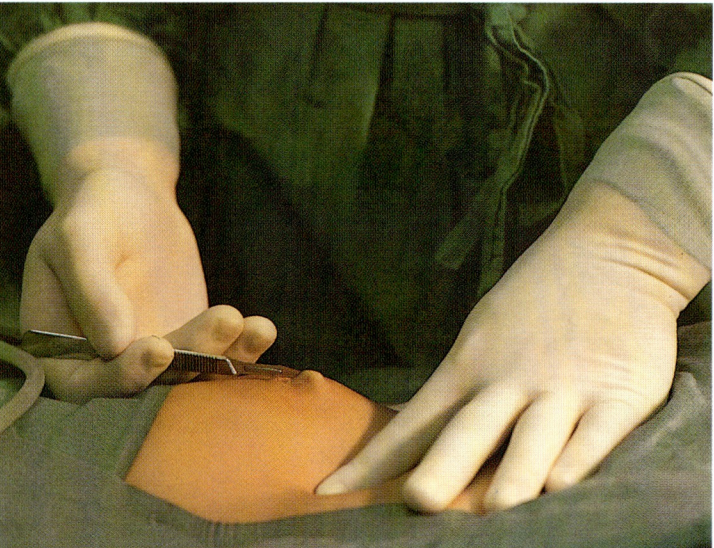

15

– Inzision der Haut am Nabelunterrand mit Stichskalpell.
– Überprüfung der Funktion der Verres-Kanüle (Schnappmechanismus, Durchgängigkeit).

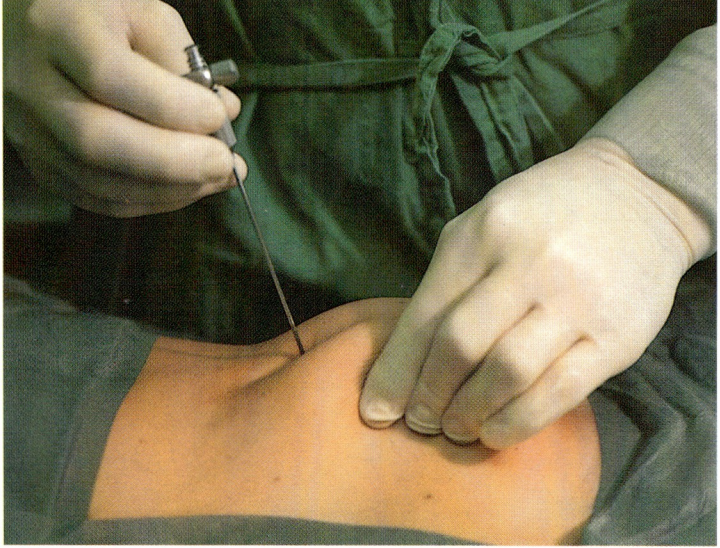

16

– Anheben der Bauchdecke mit der linken Hand.
– Senkrechtes Einführen der Verres-Kanüle durch die Schichten der Bauchdecken mit abgestütztem Kleinfinger der rechten Hand (Eintritt in freie Bauchhöhle durch Auslösen des Schnappmechanismus akustisch wahrnehmbar).

Sicherheitstest
(Abb. **17–19**)

- Aufsetzen einer Spritze mit 10 ml Kochsalzlösung, Instillation der Flüssigkeit und Versuch der Aspiration.
- Aspiration von Blut bzw. Darminhalt, Retraktion der Nadel und neuer Punktionsversuch bzw. bei Verwachsungsbauch (Anamnese!) evtl. Minilaparotomie.
- Das Aufsteigen von Luftblasen weist auf eine korrekte Nadellage.

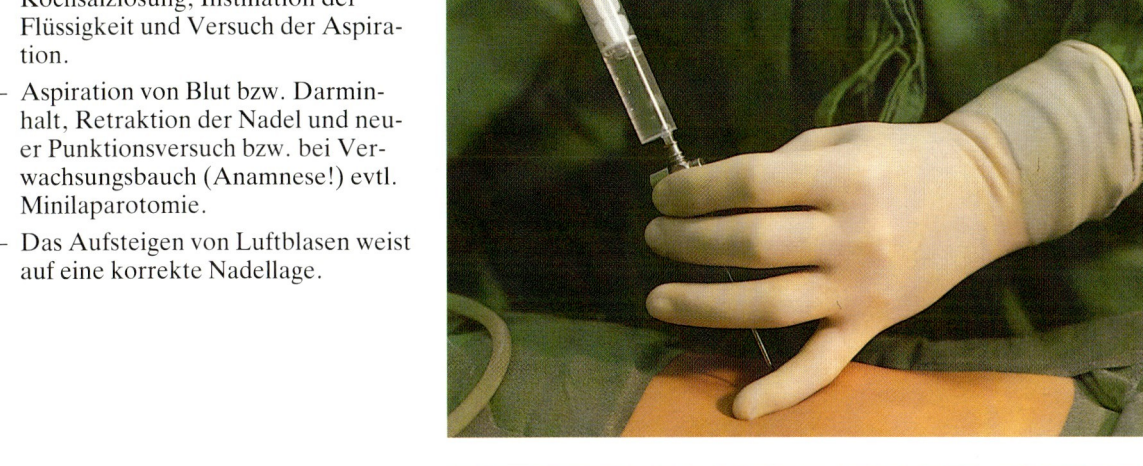

17

- Schlürftest: Instillation von physiologischer Kochsalzlösung in die Nadel, Anheben der Bauchdecke, Ablaufen nach intraperitoneal spricht für korrekte Nadellage.

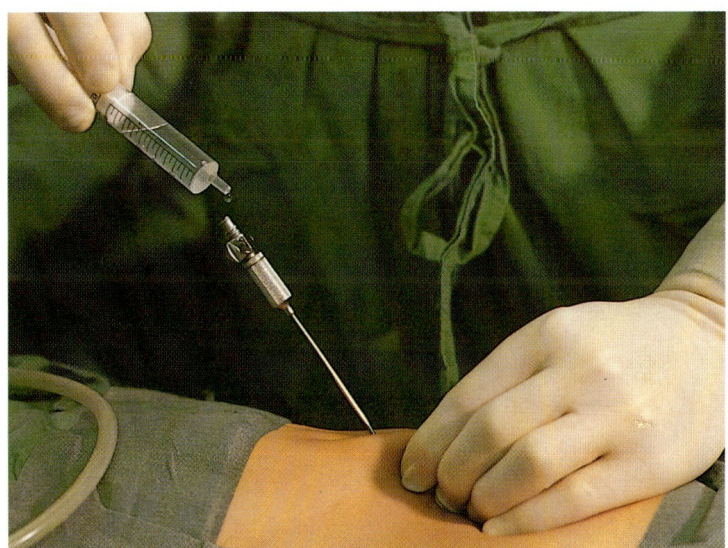

18

- Beginn der Gasinsufflation mit zunächst niedrigem Flow(1 l/min).
- Konstanter Flow und intraabdominelle Drucke bis maximal 10 mmHg zeigen ebenfalls eine korrekte Lage der Nadel in der Bauchhöhle an.
- Auffüllen der Bauchhöhle mit Maximalflow (6 l/min) unter elektronischer Kontrolle. **Cave: asymmetrisches Anheben der Bauchdecke – Insufflation von Hohlorganen!**
- Zwischenzeitlich bis zum Erreichen des gewünschten intraabdominellen Druckes (10–12 mmHg bei Kindern und 12–14 mmHg bei Erwachsenen) Installation von Videokamera, Lichtkabel, Optik usw.

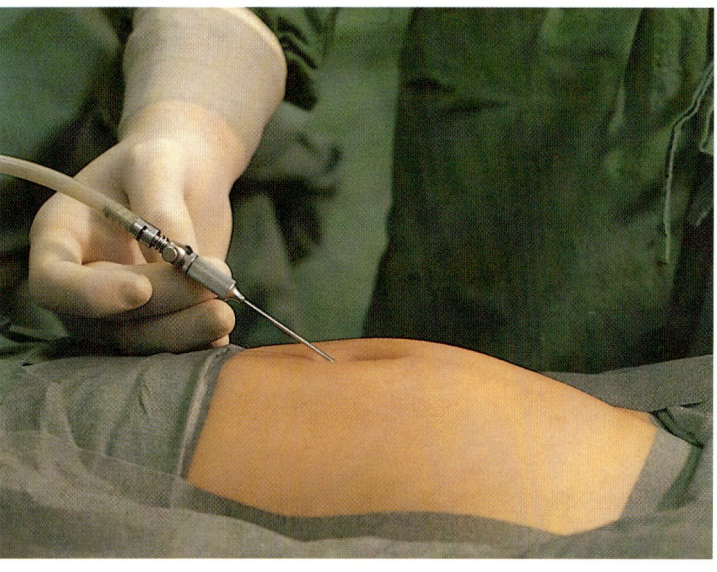

19

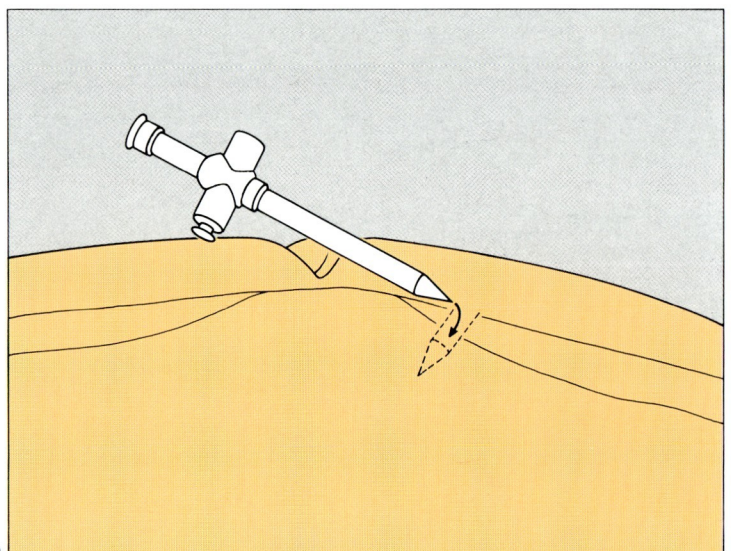

Primäreinstich – Optiktrokar (OT)
(Abb. **20–24**)

– Einschieben des konisch geformten
  Trokars in Z-Stichtechnik nach
  Semm **(cave: epigastrische Gefäße!)**

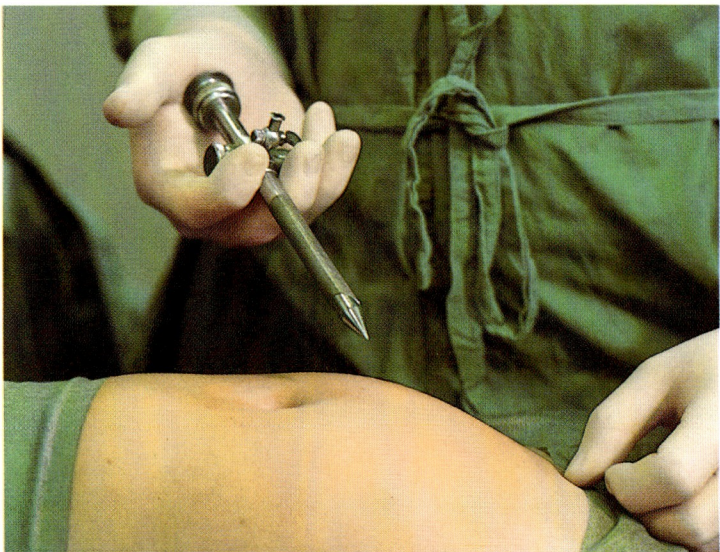

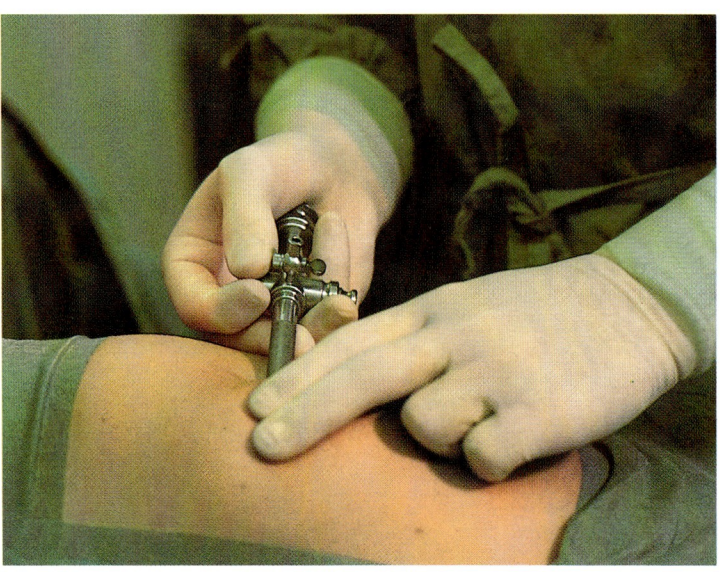

– Zunächst horizontal ca. 2–4 cm sub-
  kutan nach lateral.

– Hierzu leichtes Anheben der Bauchdecke und Abstützen der rechten
Hand mit dem kleinen Finger. Vor-
schieben aus dem Handgelenk in
Richtung kleines Becken.

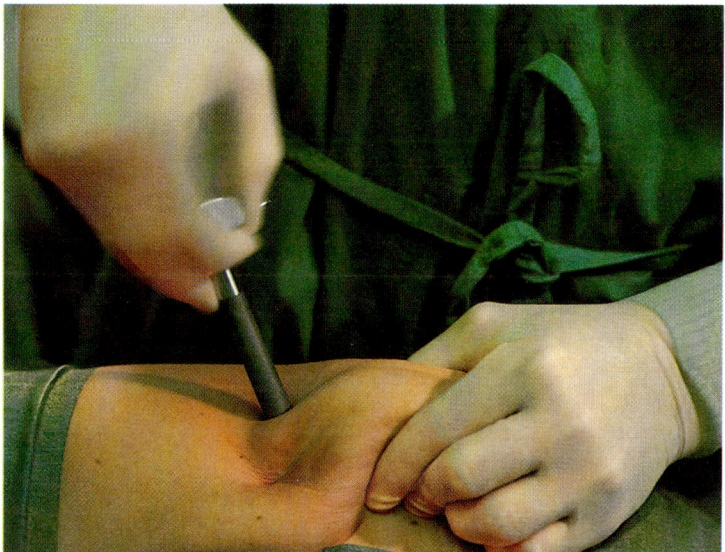

23

– Nach Perforation der Bauchdecke
Herausziehen des Trokars, Einführen der Optik und Gasanschluß.

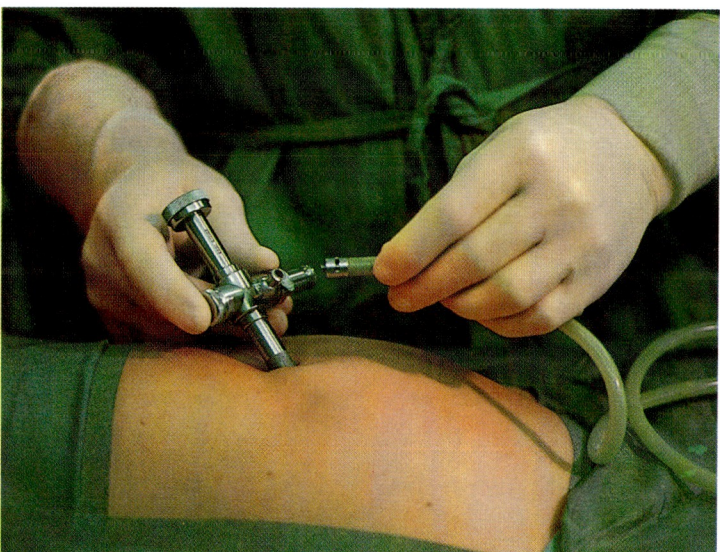

24

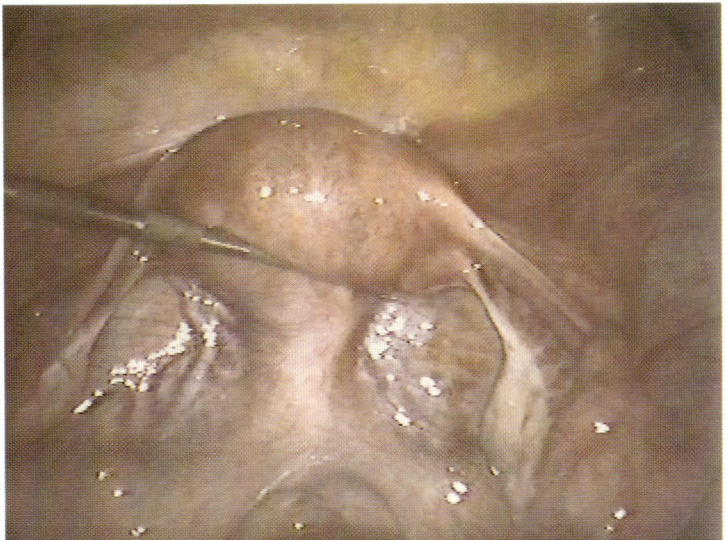

25

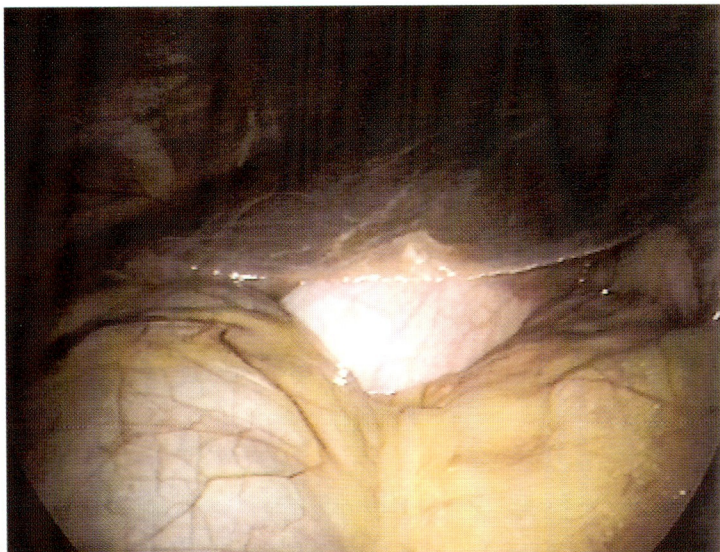

26

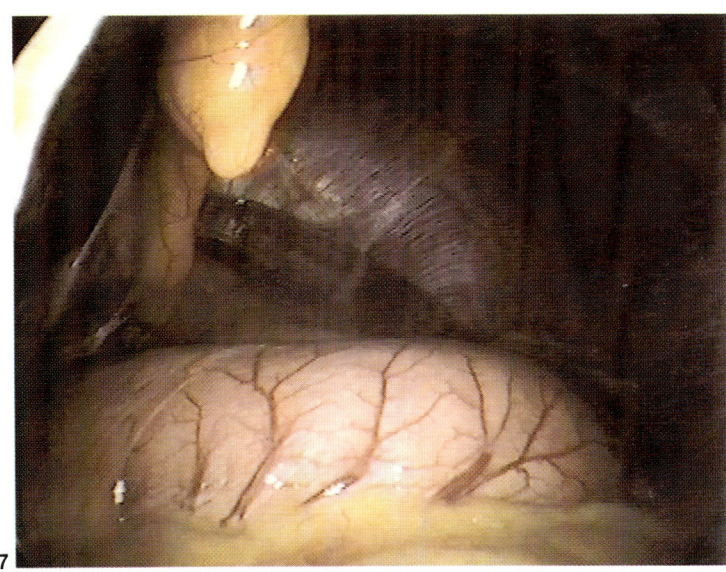

27

Diagnostik
(Abb. **25—27**)

– Orientierender 360-Grad-Rund-
  blick.
– Ausschluß von Verletzungen durch
  Verres-Kanüle bzw. Trokar (Freies
  Blut? Intestinalsekret? Retroperito-
  neales Hämatom?).
– Beurteilung der sichtbaren Organe.
– Beurteilung der Operabilität.

Sekundäreinstiche –
Arbeitstrokare (AT)
(Abb. **28–30**)

– Lokalisation in Abhängigkeit vom
geplanten Eingriff.

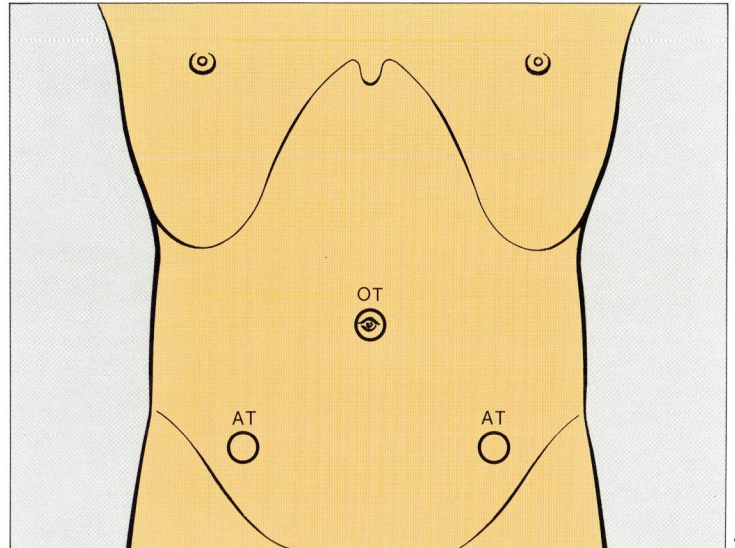

28

– Auswahl einer gefäßfreien Stelle
durch Diaphanoskopie.

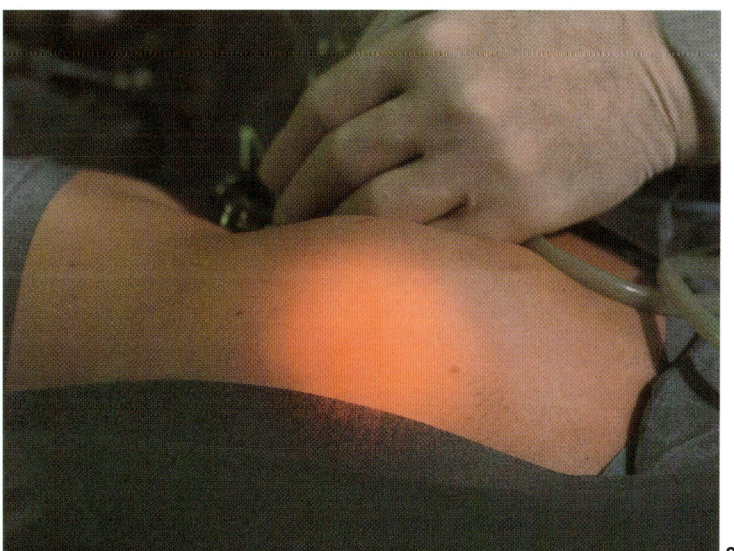

29

– Durchstechen des Bauchfells unter
optischer Kontrolle.
– Durchführen des geplanten Eingriffes.

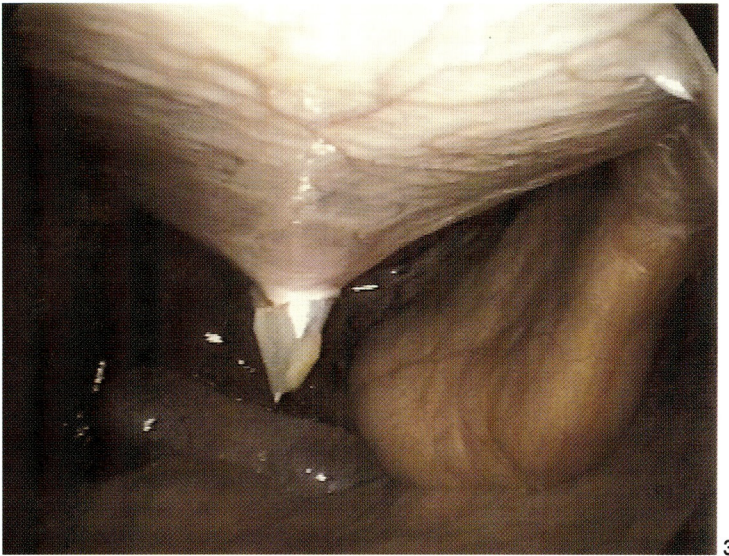

30

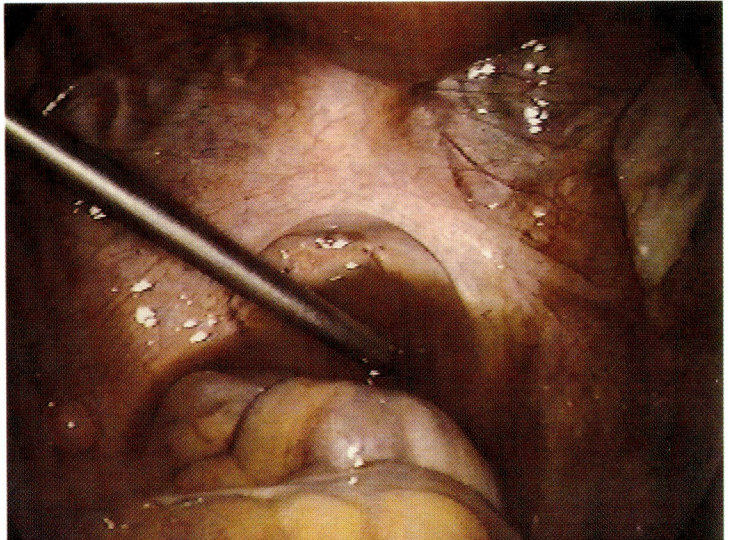

31

Abschluß der Laparoskopie
(Abb. **31–33**)

– Inspektion des Operationssitus.

– Inspektion des tiefsten Punktes
  (z. B. Douglas, Subphrenium), evtl.
  Absaugen von Sekret, korrekte Lage des Drains?

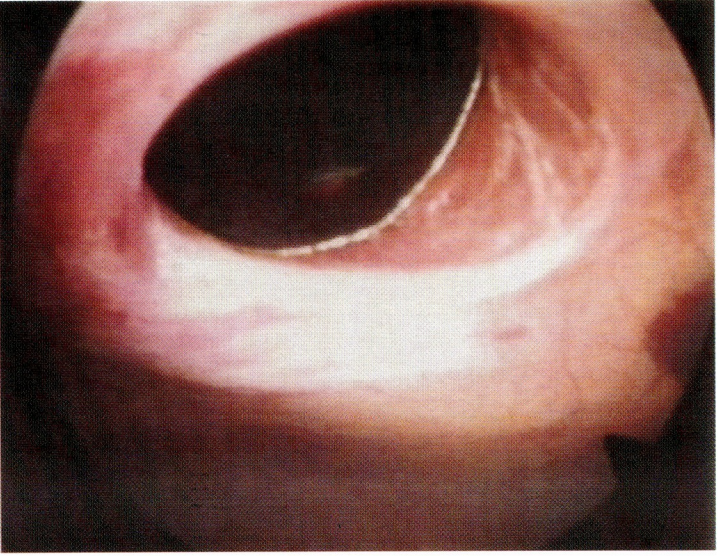

32

– Extraktion der Trokarhülsen unter
  Sicht.

– **Cave: Einziehung von Netz und
  Darm in die Inzisionsstelle!**

– **Cave: Blutung aus Stichkanal!**

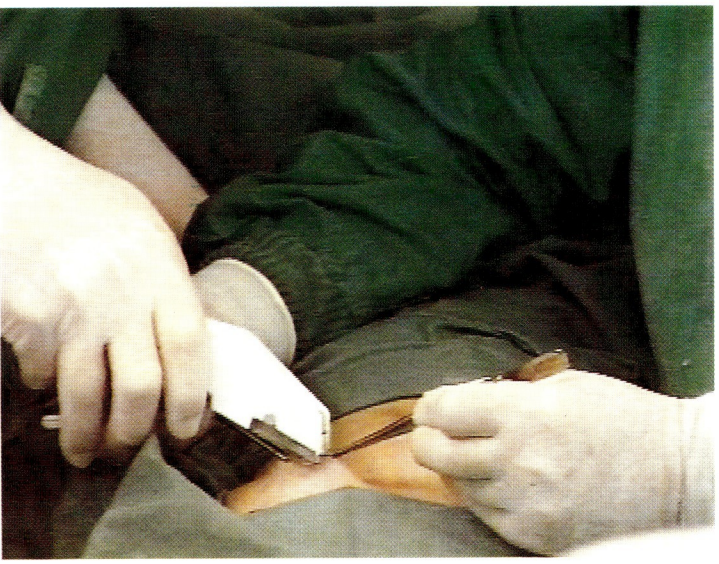

33

– Nach Ausleiten der Optik vollstän-
  diges Ablassen des Pneumoperitoneums über geöffnete Trokarhülse.

– Fasziennaht bei Inzisionen > 1 cm.

– Hautnaht, steriler Verband.

Verwachsungsbauch – Eingehen unter Sicht nach Semm
(Abb. **34a–c**)

- Eingehen mit dem Optiktrokar bis zur Muskulatur in Z-Stichtechnik.
- Auswechseln des Trokars gegen Optik.
- Durchbohren der Muskulatur mit der Optik unter Sicht bis auf das Peritoneum.
- Weiße Fläche zeigt dahinterliegende Adhäsionen an.

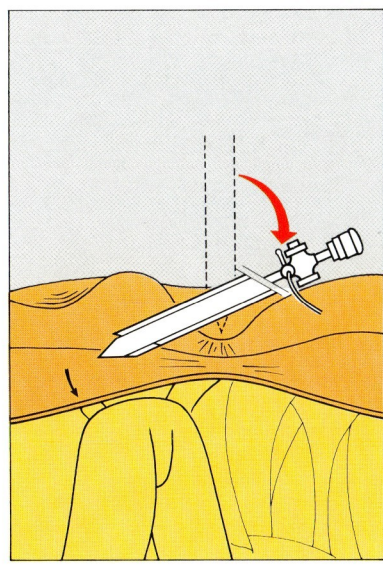
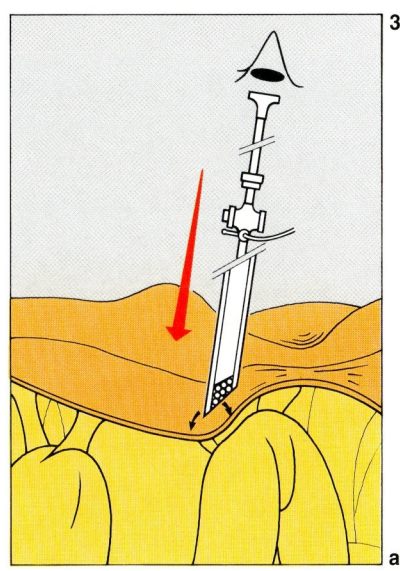

a

- Aufsuchen einer freien Stelle im Peritoneum (dunkel, gefäßfrei) durch rotierende Bewegung der Optik auf der Faszie.

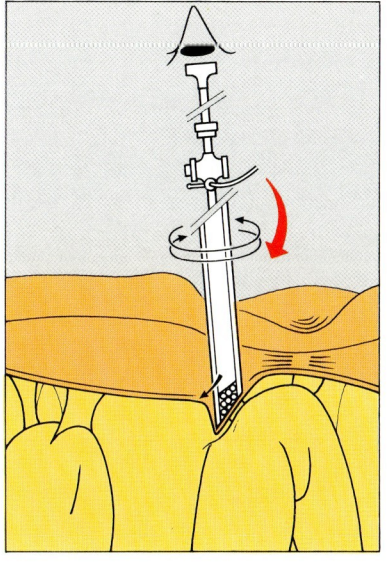
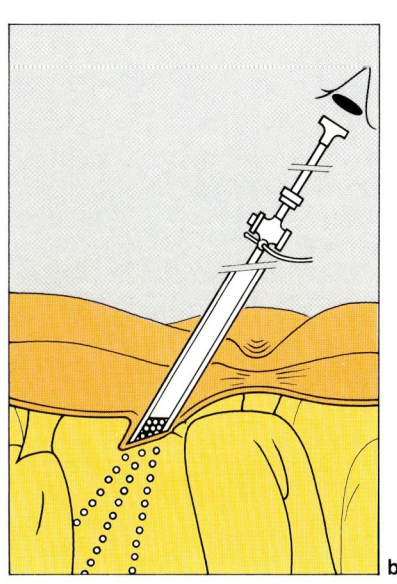

b

- Nach Identifikation eines freien Areals Perforation mit der eliptisch geformten Trokarhülse bzw. nach Auswechseln der Optik durch Trokar.

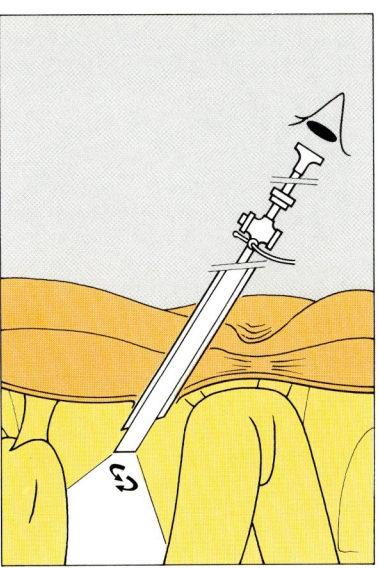
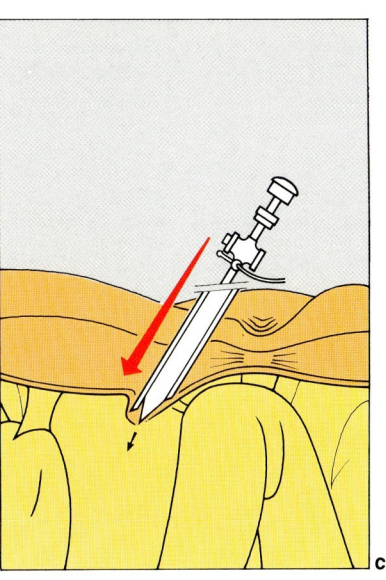

c

34

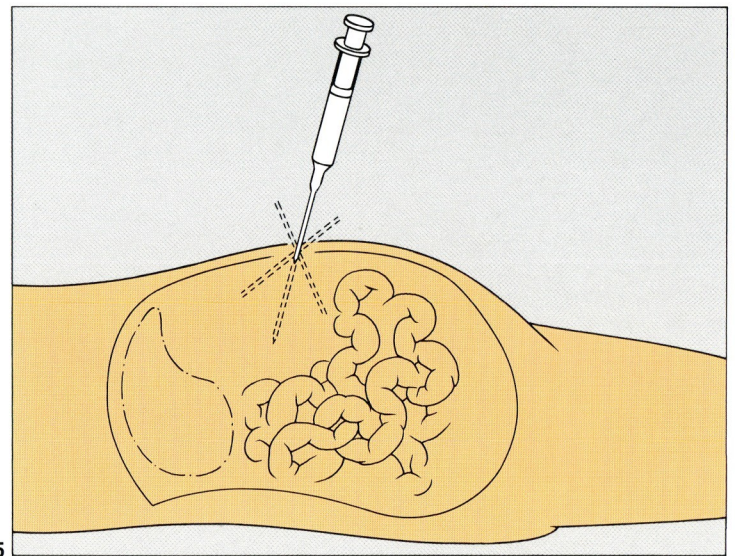

Alternativtechnik bei Verwachsungsbauch
(Abb. **35**)

– Punktion der Bauchhöhle mit Ver-res-Kanüle in vermutlich verwach-sungsfreiem Areal (diametran zur Voroperation).

– Aspirationstest und 360-Grad-Rota-tion der Nadel im Bauch zum Aus-schluß von Adhäsionen in diesem Areal.

– Anlage des Pneumoperitoneums.

– Blindeinstich des Optiktrokars im Bereich der Punktionsstelle.

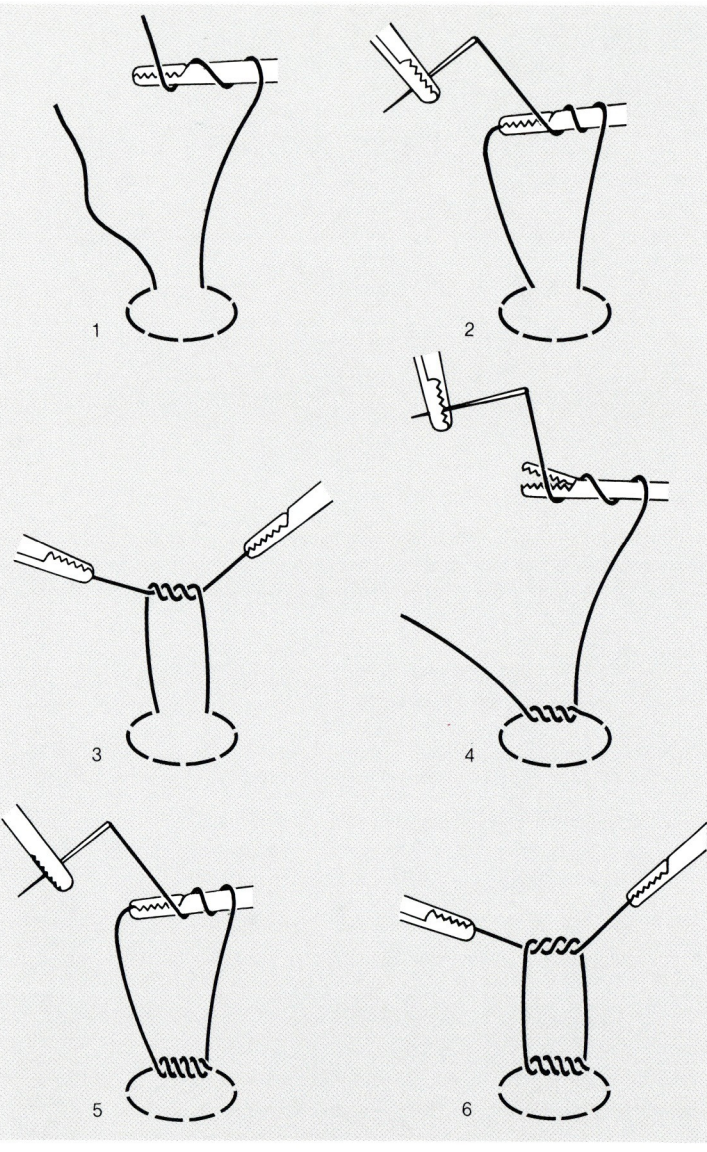

Intraabdominelles Knoten
(Abb. **36**)

– Einführen der Nadel im Konvertor über 11-mm-Arbeitstrokar.

– Fassen der Nadel mit Nadelhalter, eingeführt über zweiten Arbeitstro-kar, 5,5 mm.

– Fassen des Fadenendes mit zweitem Nadelhalter und Durchführung ei-nes chirurgischen Instrumentenkno-tens analog dem Vorgehen bei offe-nem Abdomen.

– Zuziehen des Knotens durch Zug an beiden Enden mit den Nadelhaltern.

– Durchtrennen der Fadenenden mit Schere.

– Extraktion der Restfäden.

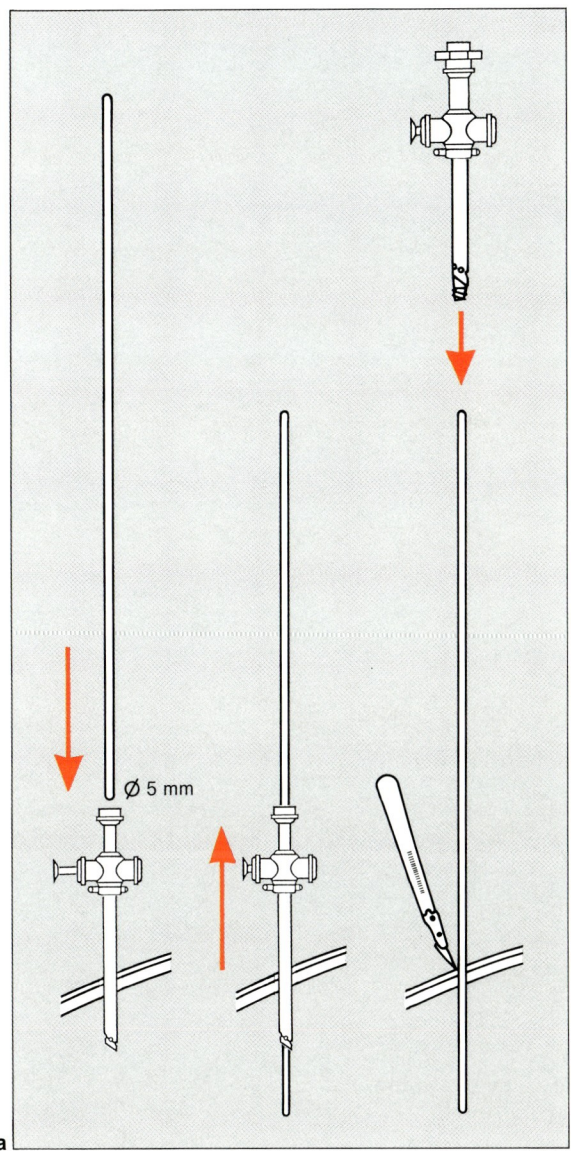

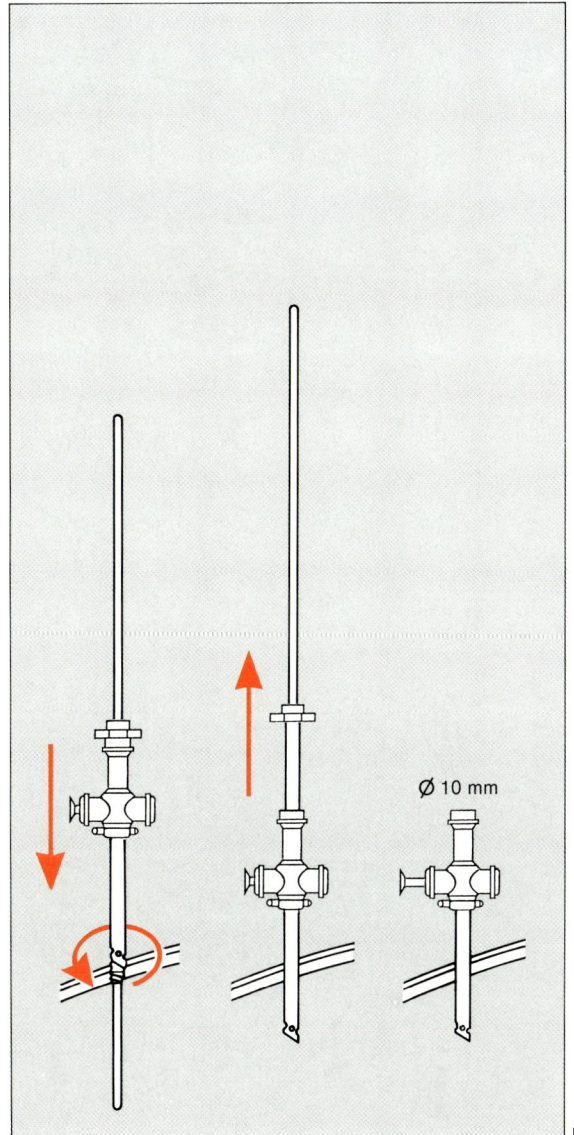

Wechsel des Arbeitstrokars
(Abb. **37 a, b**)

– Einführen eines Führungsstabes als Platzhalter.
– Extraktion des Trokars, Erweiterung der Hautinzision mit dem Skalpell.

– Einführen von Gewindedilatator und Trokar über Führungsstab unter leichtem Druck und drehenden Bewegungen.
– Herausziehen von Führungsstab und Gewindedilatator.

Appendektomie

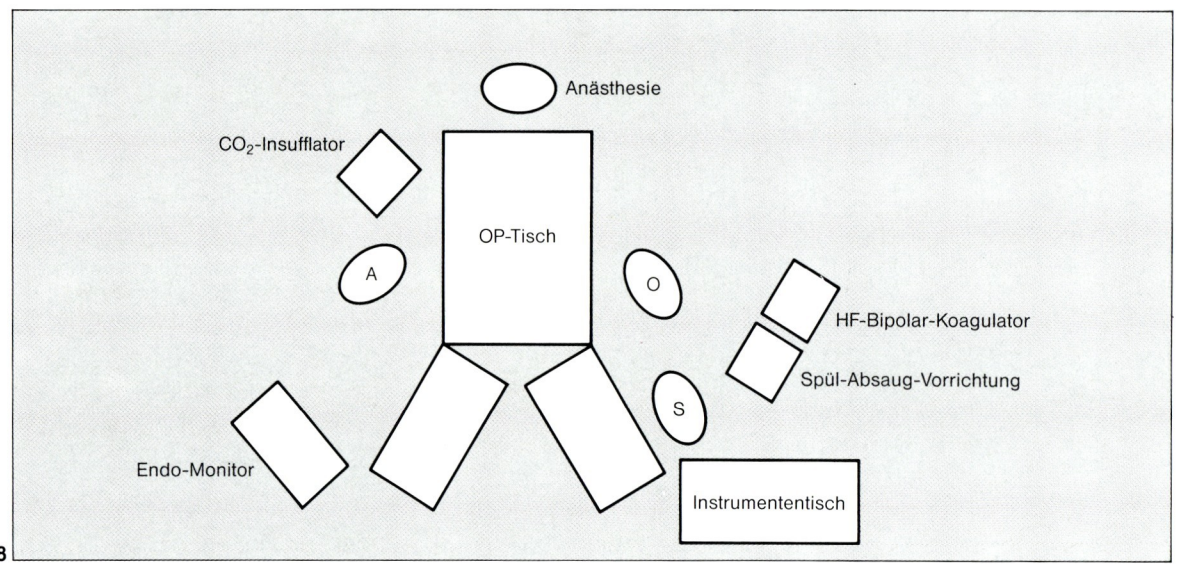

38

Geräteanordnung und Position des Op-Teams
(Abb. **38**)

- Operateur (O), links vom Patienten.
- Assistent (A), rechts vom Patienten.
- Op-Schwester (S) und Instrumententisch am Fuß-ende.
- Monitor und CO_2-Insufflator am rechten Fußende in Blickrichtung des Operateurs.
- Kameraführung durch Operateur.

Trokarplazierung und Diagnostik
(Abb. **39–41**)

– Inzision am kaudalen Nabelrand
  (10 mm).

– Anlage des Pneumoperitoneums.

– Einführen eines 11-mm-Trokars
  (7 mm bei Kindern) in Kulissentech-
  nik **(cave: epigastrische Gefäße!)**.

– Einführen der Geradeausoptik, diagnostischer Rundblick.

– Beurteilung der Operabilität.

– Plazierung der Arbeitstrokare unter
  Sicht im linken und rechten Unterbauch mit Hilfe der Diaphanoskopie
  (cave: epigastrische Gefäße!).

– Ein 5,5-mm-Trokar im linken lateralen Unterbauch in Höhe der Scham-
  haargrenze für Taststab, Koagulationszange, Roeder-Schlinge und
  Schere.

– Exploration der Unterbauchorgane
  mit Taststab (Ovar, Tube usw.) und
  Lokalisation der Appendix.

– Insertion des zweiten Arbeitstrokars, 11 mm, im rechten lateralen
  Unterbauch in Höhe der Scham-
  haargrenze für Appendixextraktor
  und Faßzange.

– Neigung des Tisches nach links
  (10–20°) und Kopftieflage
  (10–20°).

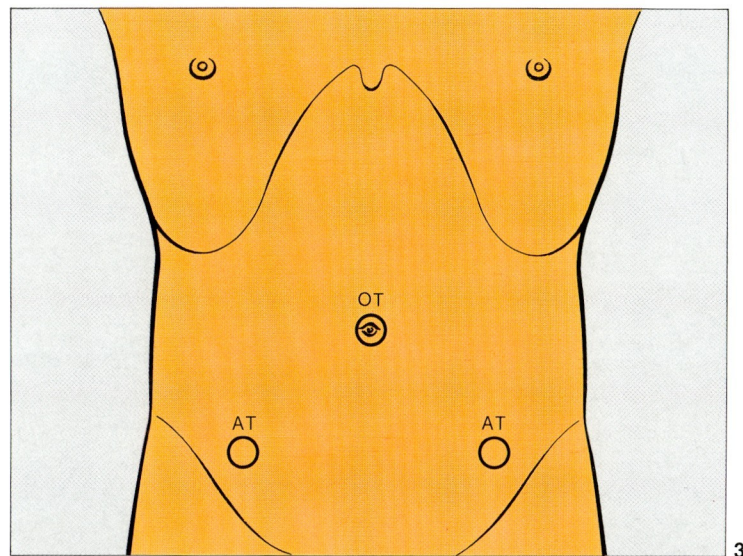

39

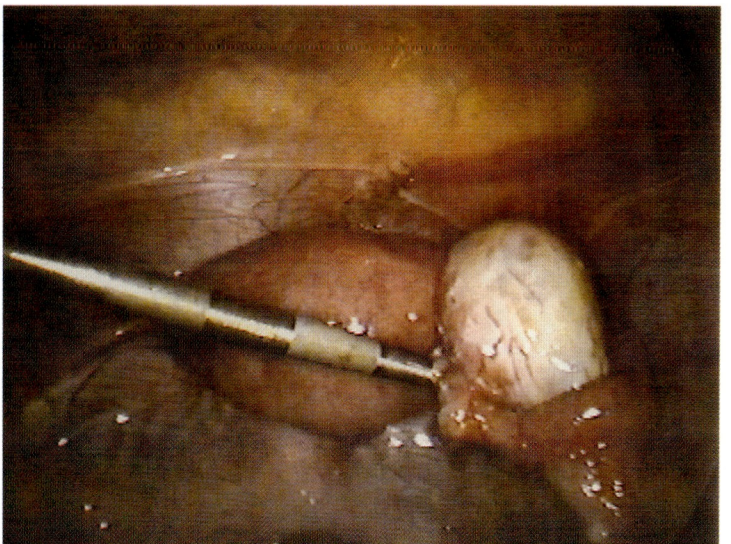

40

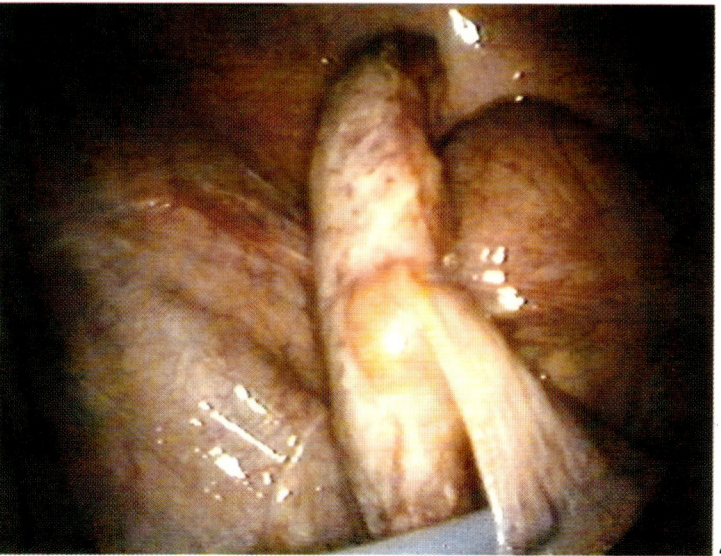

41

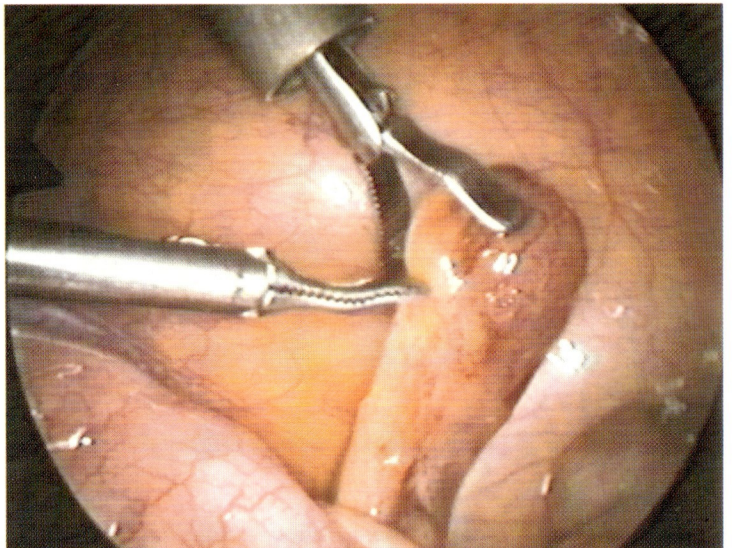

42

Skelettieren der Appendix
(Abb. **42–44**)

– Einführen des Appendixextraktors
inkl. atraumatischer Faßzange und
Fassen der Appendixspitze.

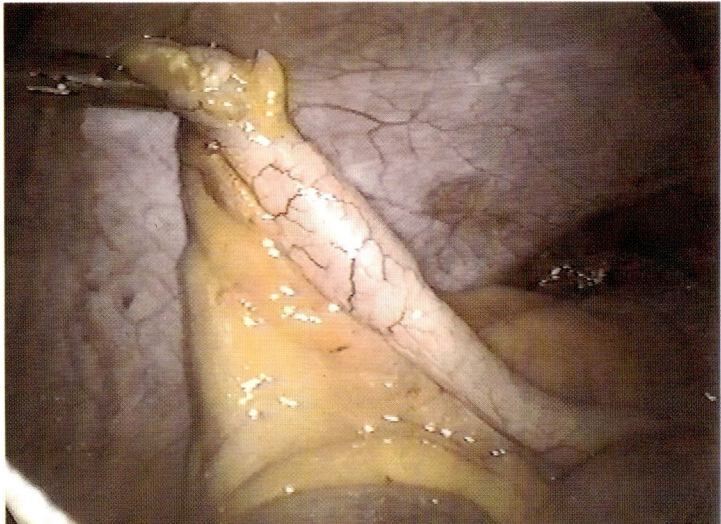

43

– Anspannen des Mesenteriolums
durch Anheben der Appendixspitze
in Richtung Bauchdecke (Assistent).

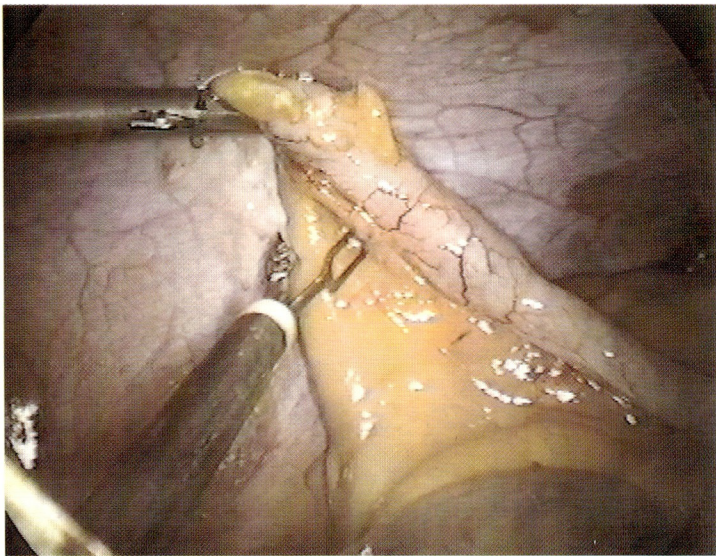

44

– Schrittweise Koagulation von Mes-
enteriolum und A. appendicularis
mit der Bipolarzange.

(Abb. **45–47**)

– Durchtrennung des koagulierten
  Areals mit der Schere.

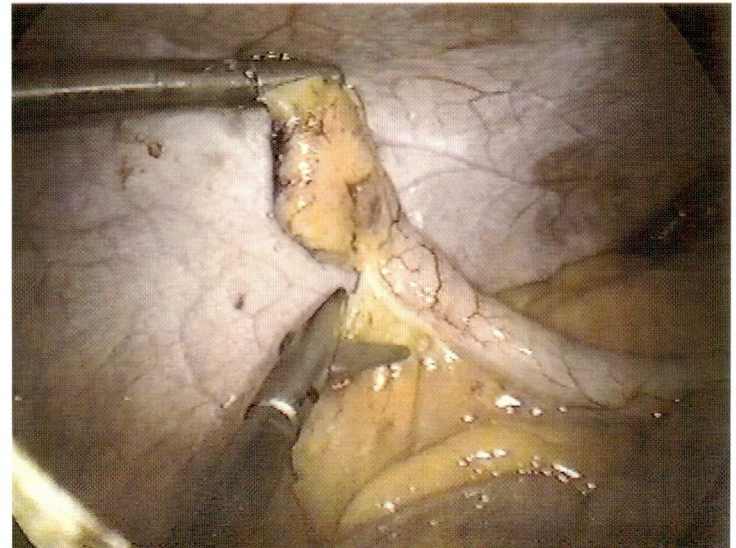

– Eventuelle Blutungen aus der
  A. appendicularis werden durch
  Koagulation mit Bipolarzange
  versorgt.
– Fixation des 5,5-mm-Trokars in Position beim Wechsel der Instrumente
  durch den 1. Assistenten erleichtert
  rasches Wiederfinden des Op-Situs.

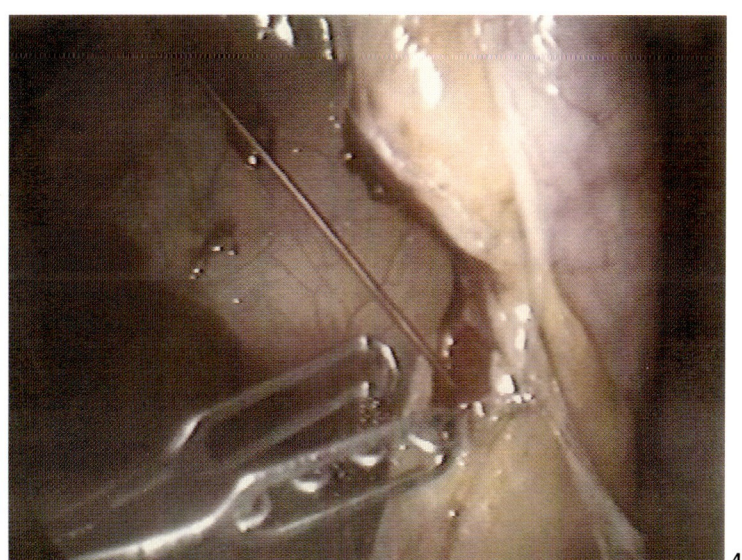

– Skelettieren der Appendix bis zur
  Basis **(cave: Koagulation von Zä-
  kumpol und terminalem Ileum!).**
– Schrittweises Einziehen der Appendix in den Extraktor.
– Zirkuläre Freipräparation zur Ligatur erforderlich; zusätzliche Adhäsionen werden stumpf abpräpariert
  bzw. koaguliert und scharf durchtrennt.

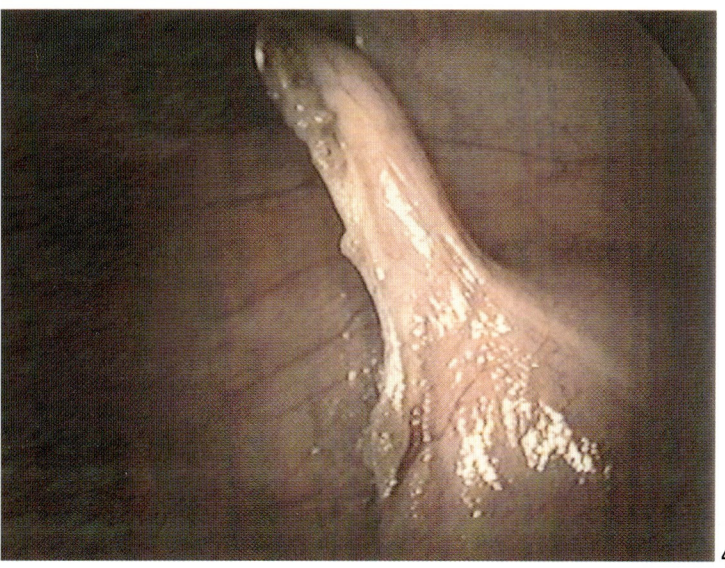

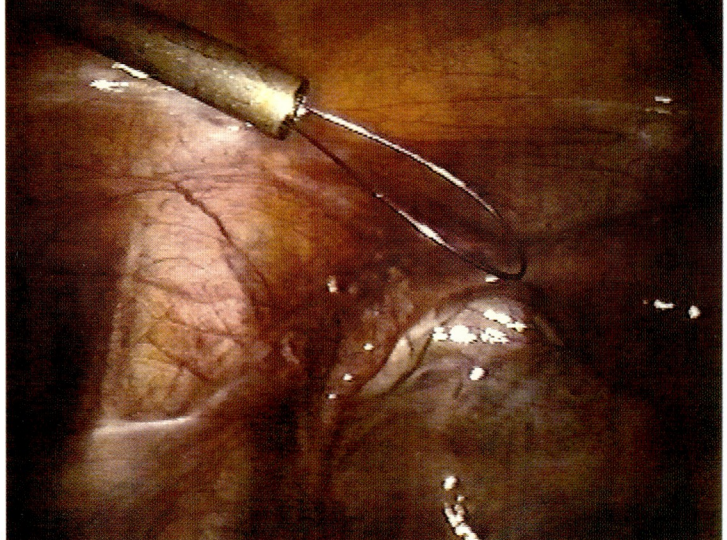

Abtragen der Appendix
(Abb. **48–56**)

- Plazieren der skelettierten Appendix im Sichtfeld.
- Einführen des Schlingenapplikators mit vorgefertigter Roeder-Schlinge durch 5,5-mm-Arbeitstrokar.

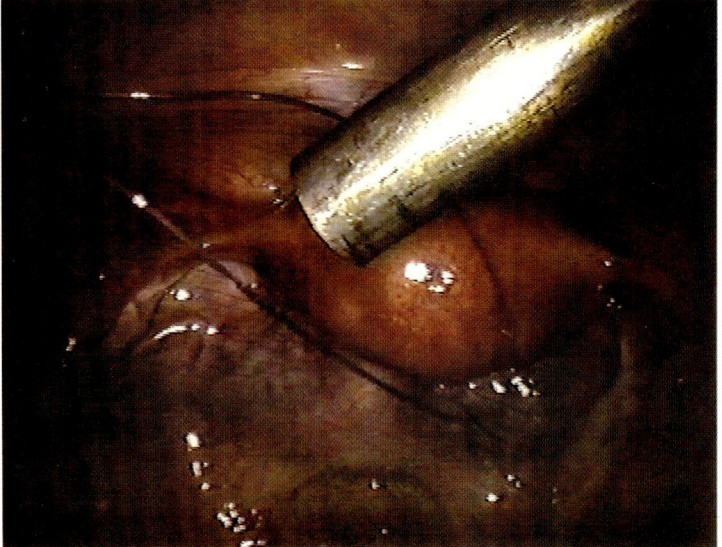

- Auffädeln der Schlinge mit Faßzange.
- Fassen und Einziehen der Appendix in die Schlinge.

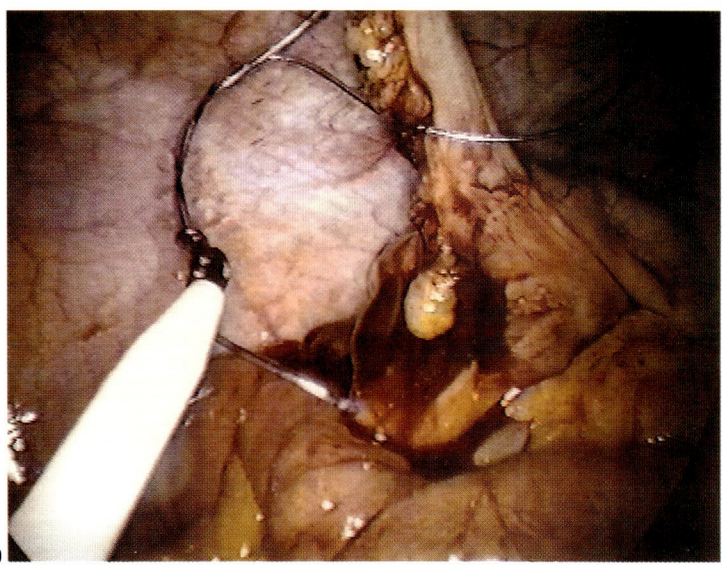

- Plazieren der Schlinge an der Basis und Ligatur.

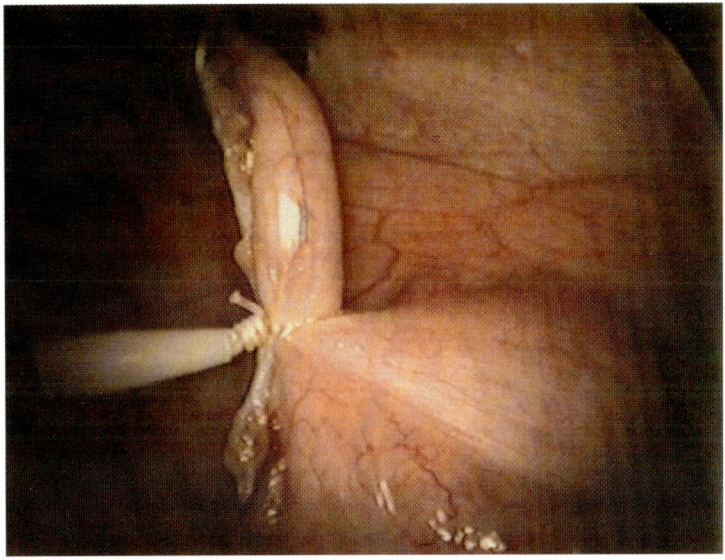
51

– Nach Extraktion des Knotenschie-
bers Einführen der Schere parallel
zum Faden und Durchtrennung des
Fadens. Circa 8–10 mm Restfaden
sollten belassen werden.

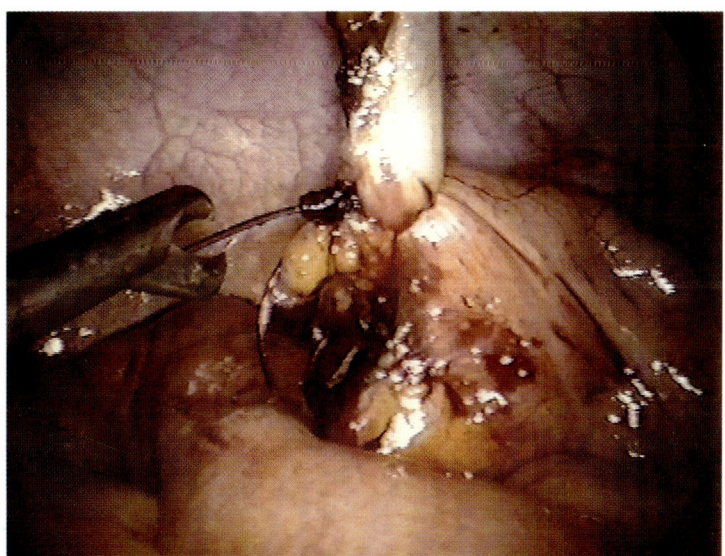
52

– Koagulation der Appendixbasis mit
bipolarem HF-Strom (Sicherheitsabstand 0,5–0,7 cm) oberhalb der
Ligatur.

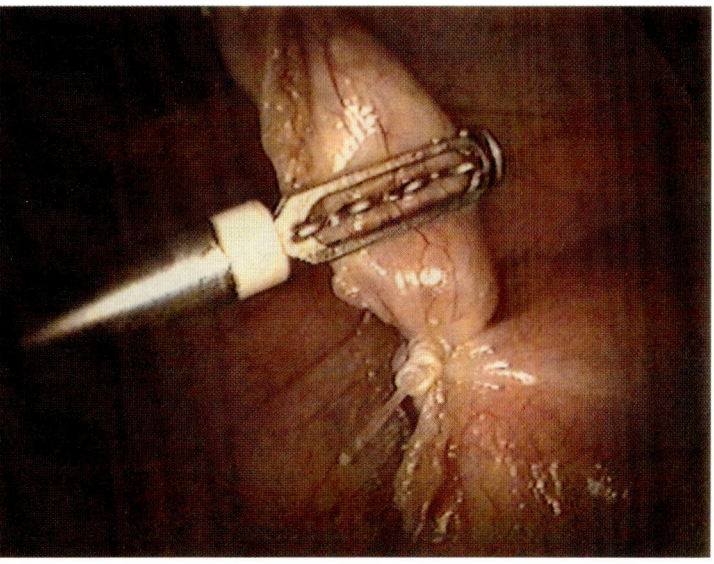
53

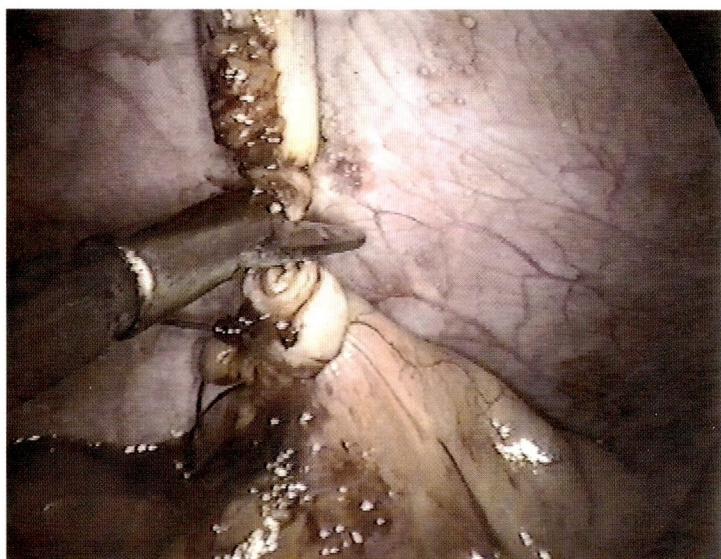

– Durchtrennen der Appendix und
  Extraktion derselben durch Appendixextraktor.
– Phlegmonös bzw. kolbig aufgetrie-
  bene Appendix wird ggf. nach Dilatation der Inzisionsstelle und Auswechseln des Trokars durch einen
  Trokar von 15–20 mm entfernt.

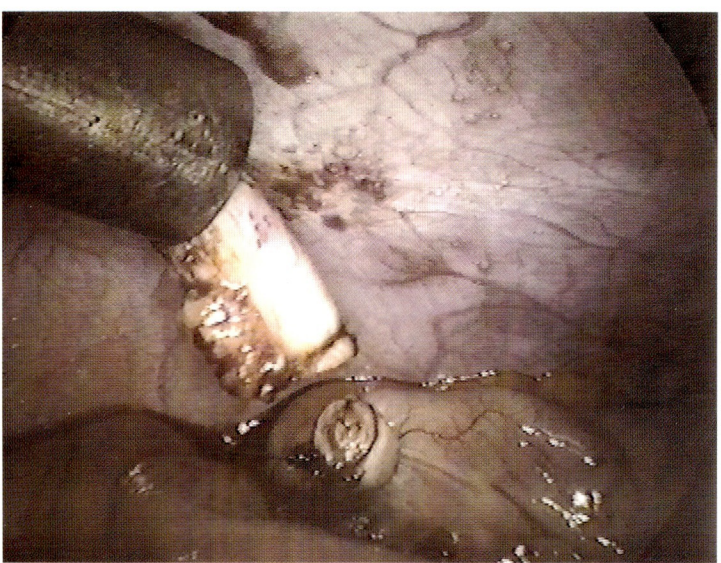

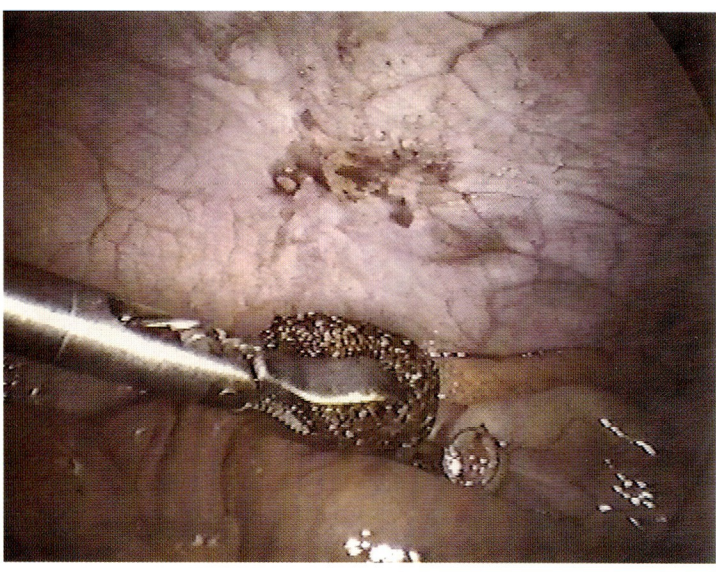

– Einbringen eines jodgetränkten
  Präp.-Tupfers mit zweiter Extraktorhülse und Desinfektion des Appendixstumpfes.

Abschluß der Appendektomie
(Abb. **57—59**)

– Fakultative Suche nach Meckel-
  schem Divertikel.

– Fassen des terminalen Ileums mit
  atraumatischer Faßzange.

– Schrittweise Exposition des Ileums
  vor die Optik.

– Absaugen von Sekret aus dem Douglas nach Aufheben der Kopftieflage.

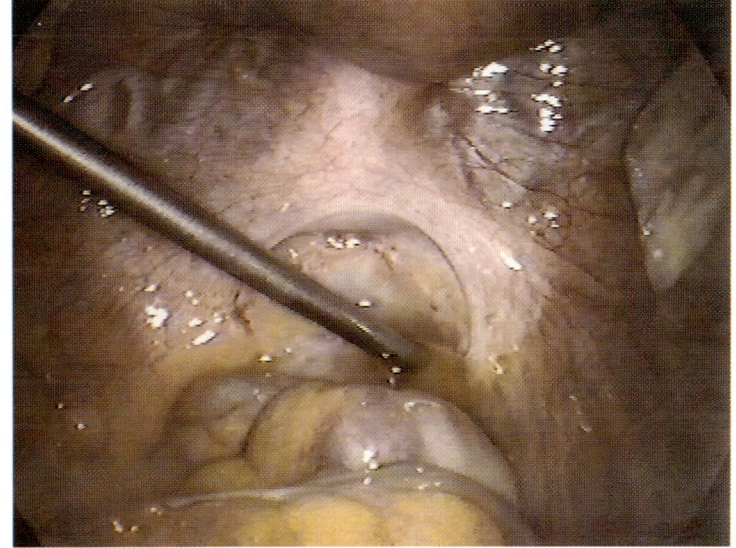

– Abschließende Inspektion des
  Appendixstumpfes.

– Eventuell Spülen des Op-Gebietes.

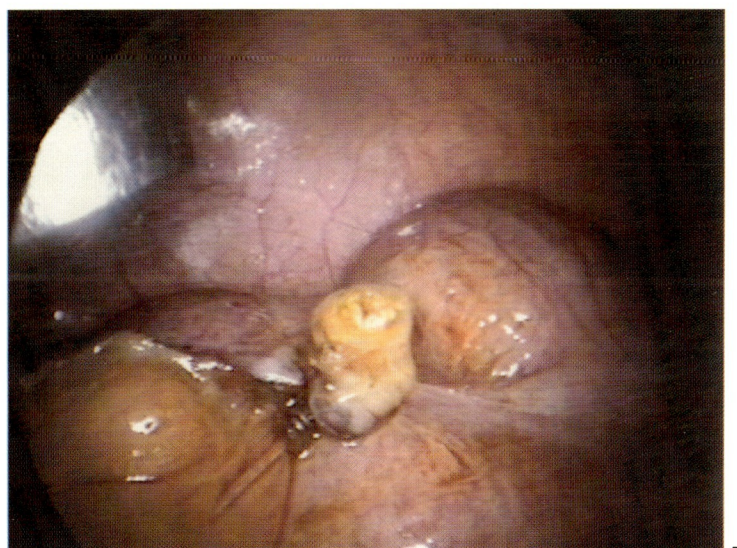

– Bedecken des Stumpfes mit Zäkum
  bzw. terminalem Ileum.

– Extraktion der Arbeitstrokare unter
  Sicht **(cave: Netzzipfel, Blutung aus
  Stichkanal!).**

– Ablassen des Pneumoperitoneums.

– Hautnaht.

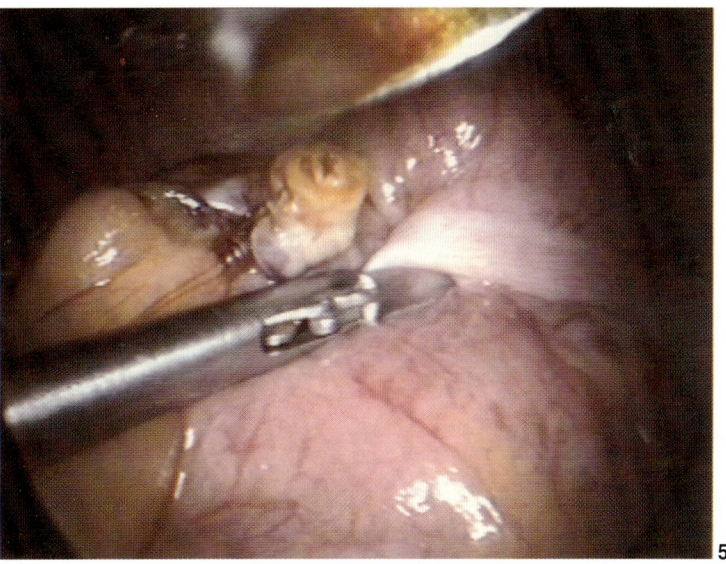

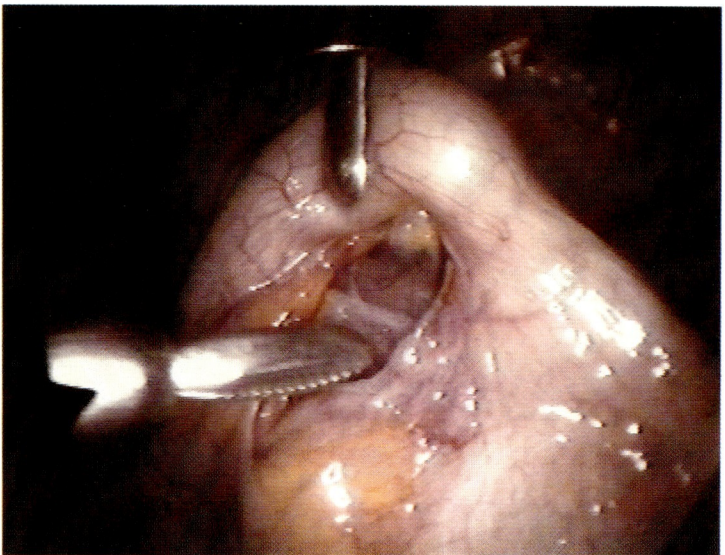

60

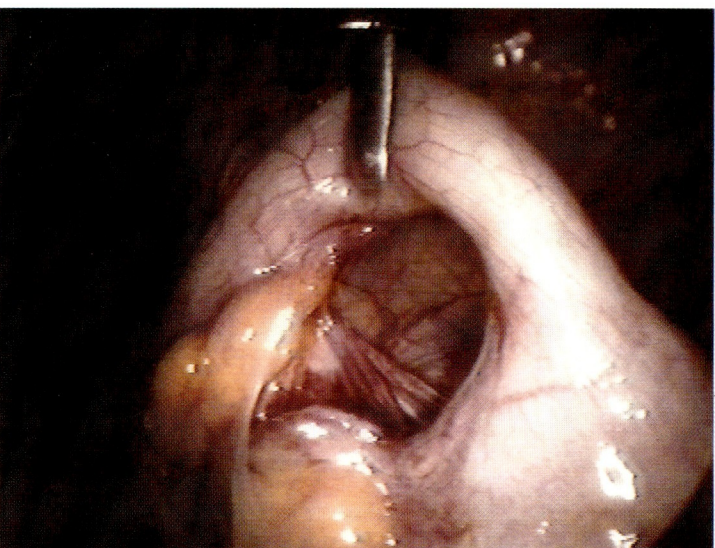

61

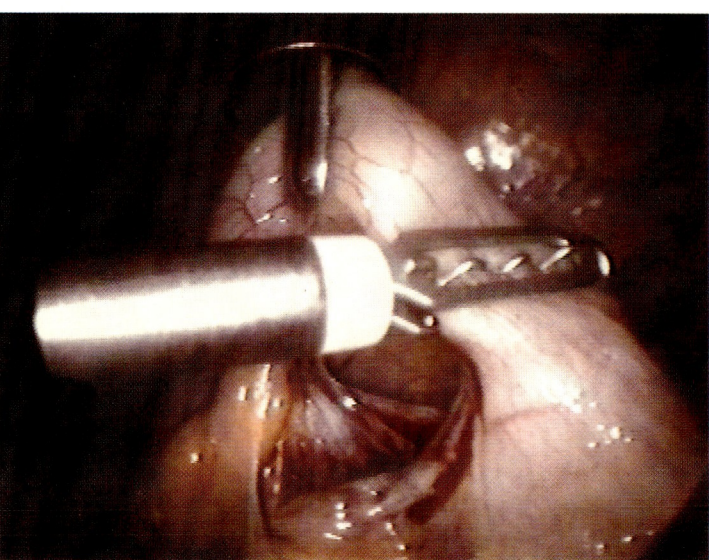

62

Retrogrades Vorgehen

(Abb. **60–62**)

– Fassen der Appendix basisnah mit atraumatischer Faßzange und Anspannen des Mesenteriolums durch Zug zur Bauchdecke.

– Fenstern des Mesenteriolums basisnah (z. B. Schere).

– Zirkuläre Freipräparation der Basis.

– Koagulation mit HF-Bipolarzange.

(Abb. **63–65**)

– Durchtrennen der Appendixbasis
   mit der Schere.

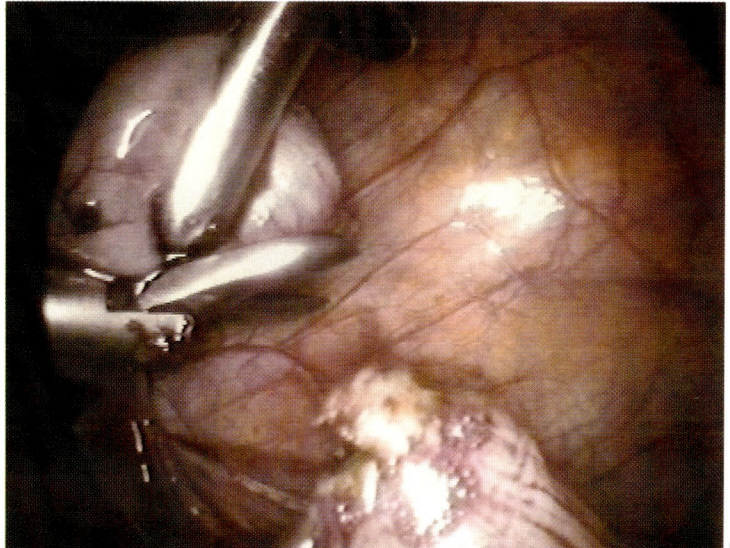

– Einführen des Schlingenapplikators
   mit Roeder-Schlinge über 5,5-mm-
   Trokar und Plazieren der Schlinge
   über dem Appendixstumpf.

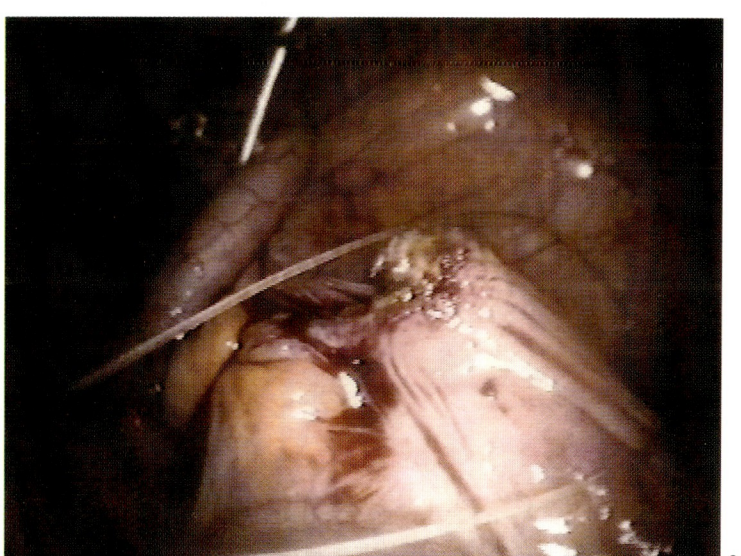

– Fassen des Appendixstumpfes mit
   atraumatischer Faßzange und Einziehen des Stumpfes in die Roeder-
   Schlinge.

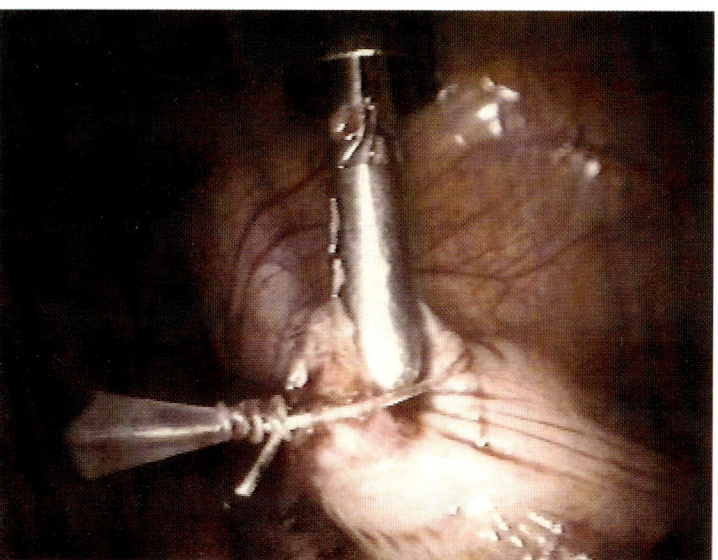

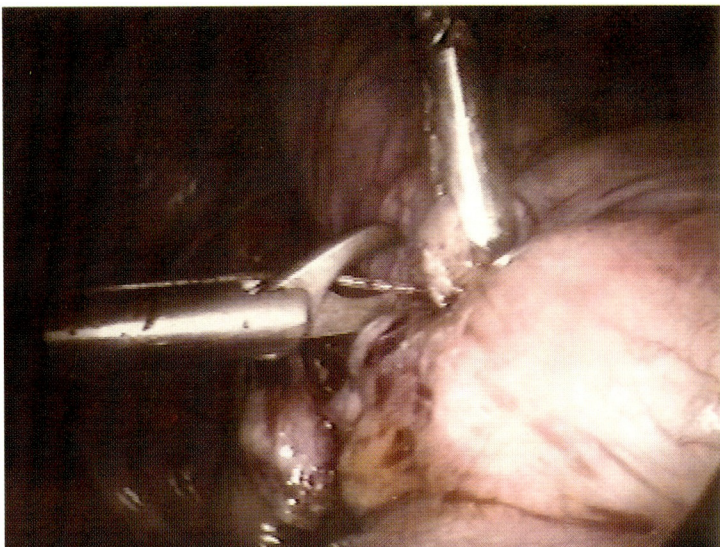

66

(Abb. **66–68**)

– Ligatur des Stumpfes und Durchtrennen des Fadens.

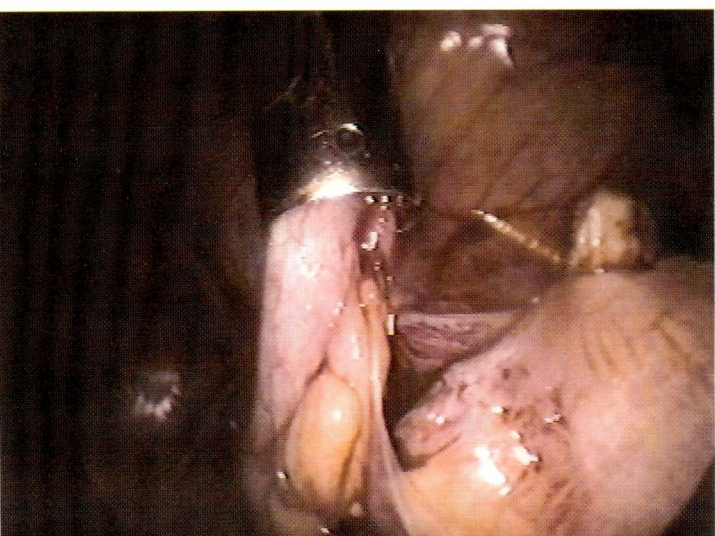

67

– Fassen der Appendixbasis mit atraumatischer Faßzange und Einziehen
in die Extraktorhülse.

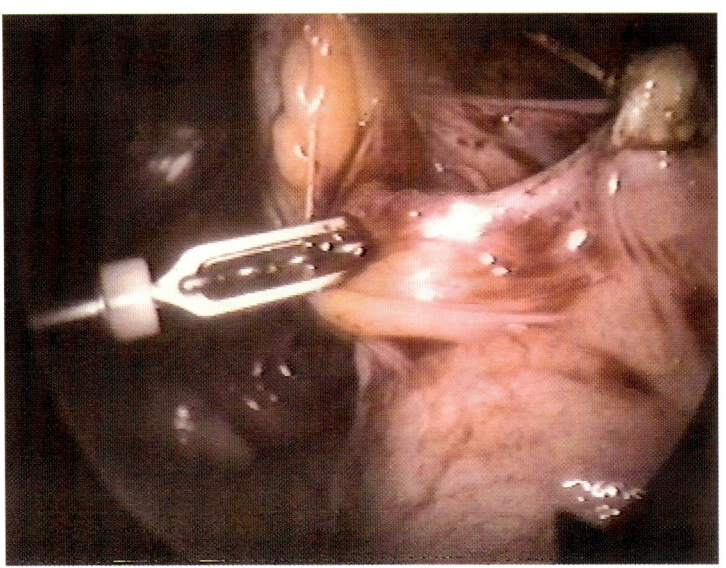

68

– Schrittweises Skelettieren der Appendix durch Koagulation des Mesenteriolums und Durchtrennung
analog dem anterograden Vorgehen.

– Extraktion der Appendix.

Perforierte Appendizitis

(Abb. **69–71**)

- Siehe auch Kapitel Indikationen.
- Absaugen des Sekretes aus Douglas-Raum und rechtem Unterbauch.
- Aufsuchen der Appendixbasis mit Taststab.

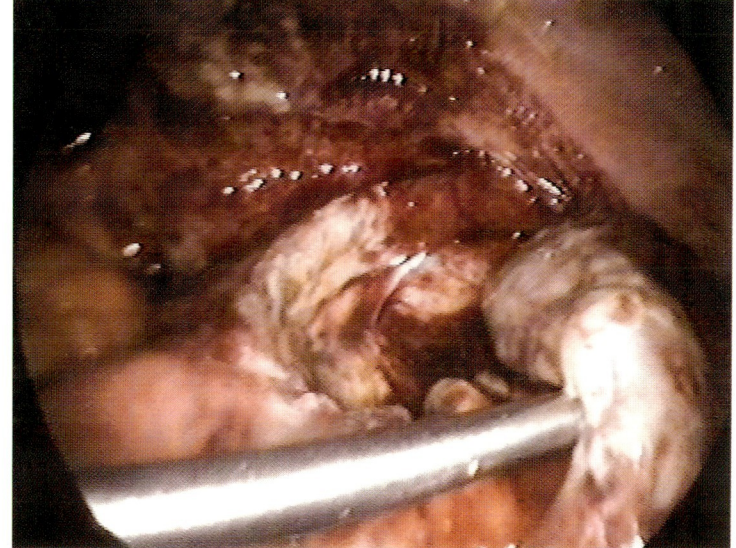

69

- Lokalisation der Perforationsstelle.
- Falls Perforation basisnah, Umstieg auf Laparotomie zur sicheren Stumpfversorgung.
- Bei basisferner Perforation zirkuläre Freipräparation der Appendix an der Basis.
- Koagulation der Appendix mit HF-Bipolarzange und Durchtrennung.
- Stumpfversorgung durch Fassen und Einziehen in Roeder-Schlinge analog dem retrograden Vorgehen.
- Schrittweise Präparation der Appendix aus der Umgebung antero- bzw. retrograd je nach Lage.

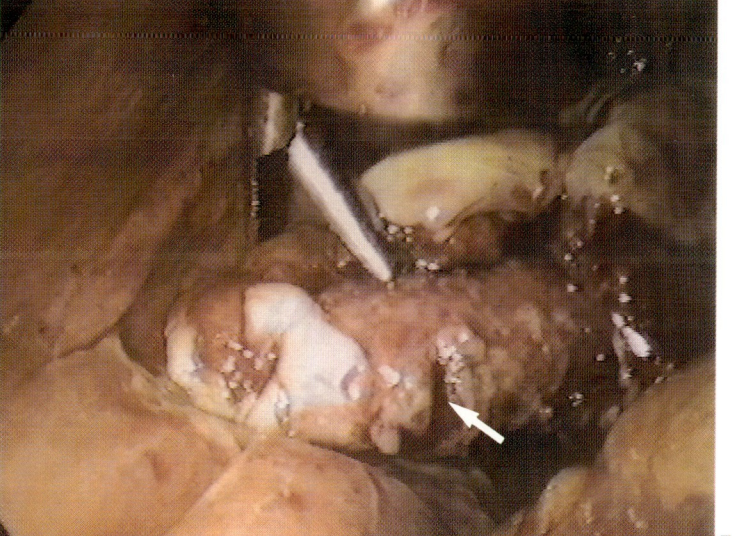

70

- Spülen des Wundgebietes und Absaugen des Sekretes.
- Einführen eines 5-mm-Silicon-Drains über Extraktorhülse durch 11-mm-Trokar.
- Fassen der Spitze und Plazieren im Wundgebiet.
- Extraktion der Trokare unter Sicht **(cave: Dislokation des Drains!).**

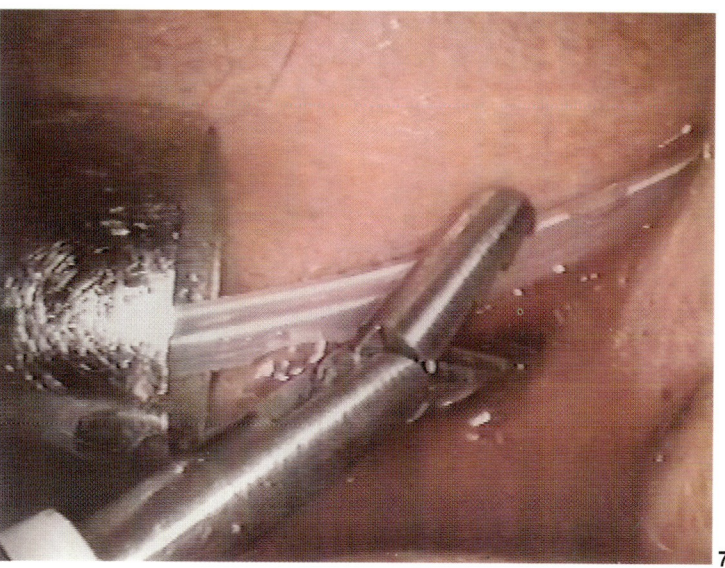

71

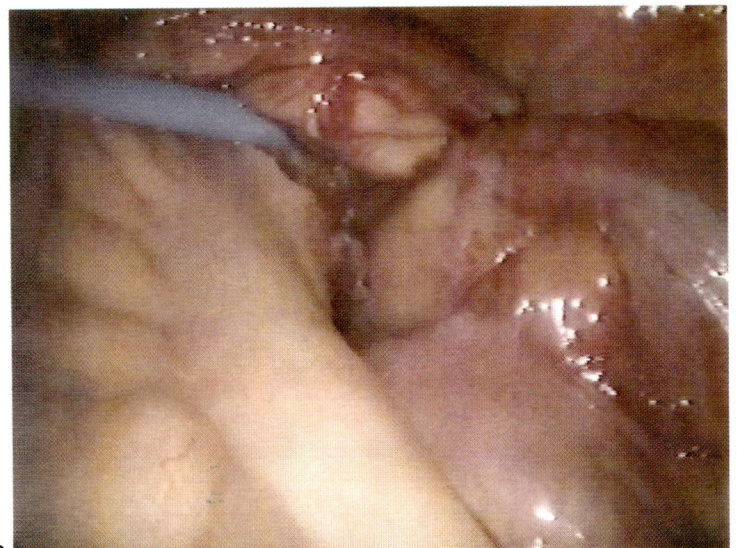

72

Perityphlitischer Abszeß

(Abb. **72–74**)

- Siehe auch Kapitel Indikationen.
- Eröffnung der Abszeßmembran stumpf oder scharf.

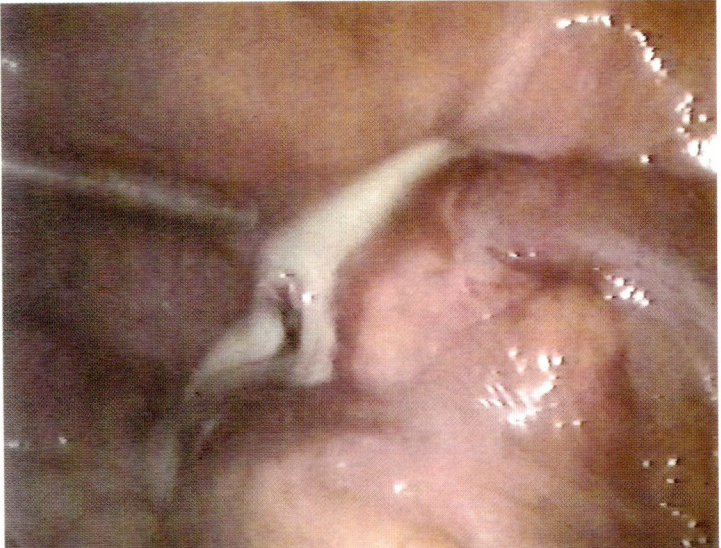

73

- Absaugen des Sekretes und Entnahme eines Abstriches.
- Spülen der Abszeßhöhle.
- Belassen der Appendix.
- Einführen einer 5-mm-Silicon-Drainage in Extraktorhülse über 11-mm-Trokar.
- Fassen mit atraumatischer Zange und Plazieren in der Abszeßhöhle.
- Extraktion der Trokare unter Sicht **(cave: Dislokation des Drains!).**

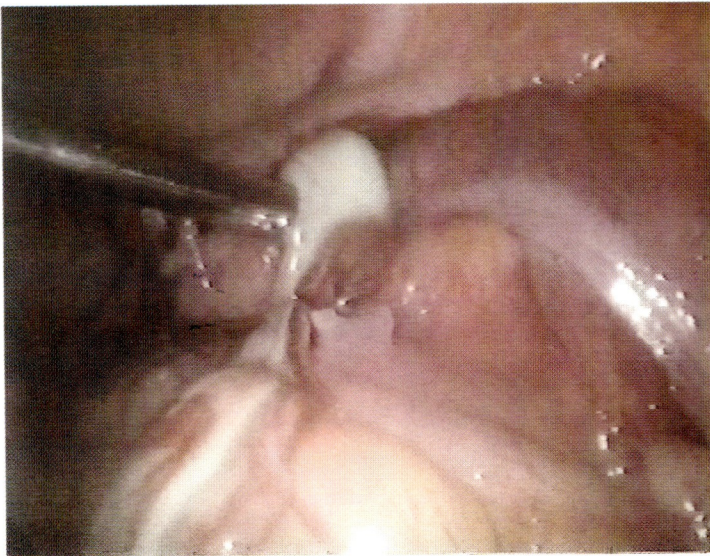

74

Cholezystektomie

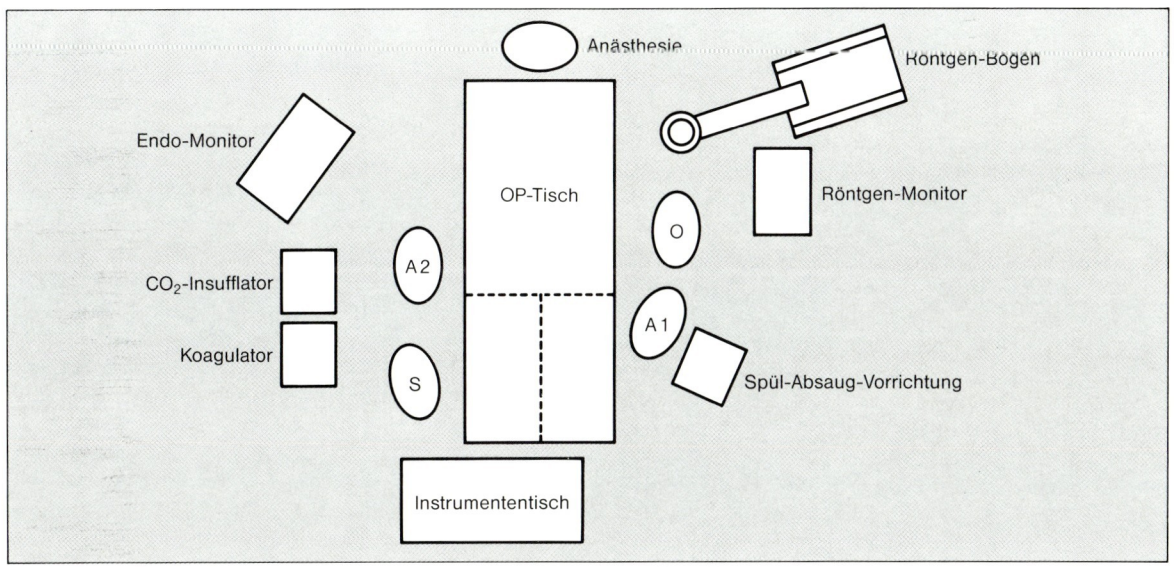

75

Geräteanordnung und Position des Op-Teams
(Abb. **75**)

– Operateur (O) und fakultativ 1. Assistent (A)
  stehen links vom Patienten.
– 2. Assistent (A) und fakultativ 1. Assistent sowie
  Op-Schwester (S) rechts vom Patienten.
– Monitor und CO_2-Insufflator sind in Blickrichtung
  von Operateur und 1. Assistenten zu plazieren.
– Kameraführung durch 1. Assistent.
– Spülung und Saugung separat von Lichtquelle und
  CO_2-Insufflator.
– Instrumententisch am Fußende.

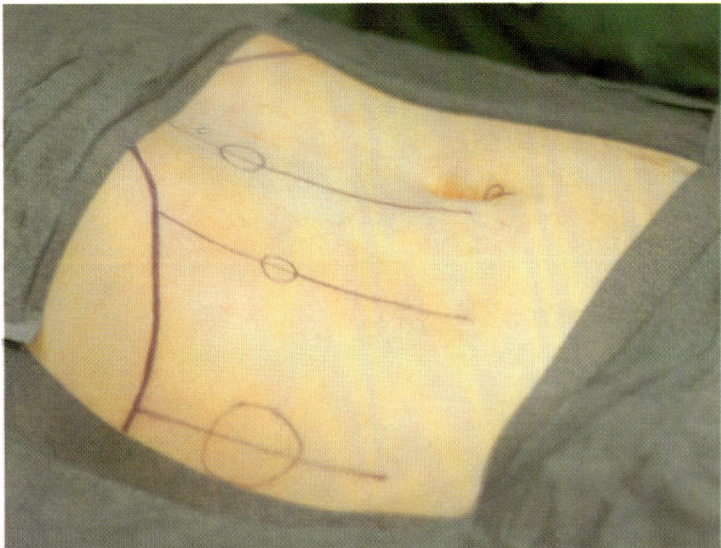

76

Zugänge zur Bauchhöhle
(Abb. **76–78**)

- Bogenförmige Inzision am Nabel-
  oberrand 1–1,5 cm.

- Anlage des Pneumoperitoneums.

- Einführen eines 11-mm-Trokars für
  die Geradeausoptik.

- Diagnostischer Rundblick, Beurteilung der Operabilität.

- Anti-Trendelenburg-Lagerung
  (10–20°) und Linksseitenlagerung
  (10–20°).

- Drei weitere Arbeitstrokare werden
  unter Sicht unterhalb des rechten
  Rippenbogens plaziert.

- Ein 11-mm-Trokar rechts paramedian ca. ⅓ des Abstandes zwischen
  Xiphoidspitze und Nabel für Präp.-
  Instrumente, Schere, Saug-/Spülrohr
  und Clipapplikator **(cave: Lig. teres
  hepatis!).**

- Ein 5,5-mm-Trokar in der Medio-
  klavikularlinie ca. 2 QF unter dem
  Rippenbogen für eine Faßzange
  (cave: epigastrische Gefäße!).

- Ein 5,5-mm-Trokar in der vorderen
  Axillarlinie ca. 3–4 QF unter dem
  Rippenbogen für die zweite Faßzange, fakultativ ein Trokar von
  15–20 mm zur späteren Gallenbla-
  senextraktion **(cave: rechte Kolonflexur!).**

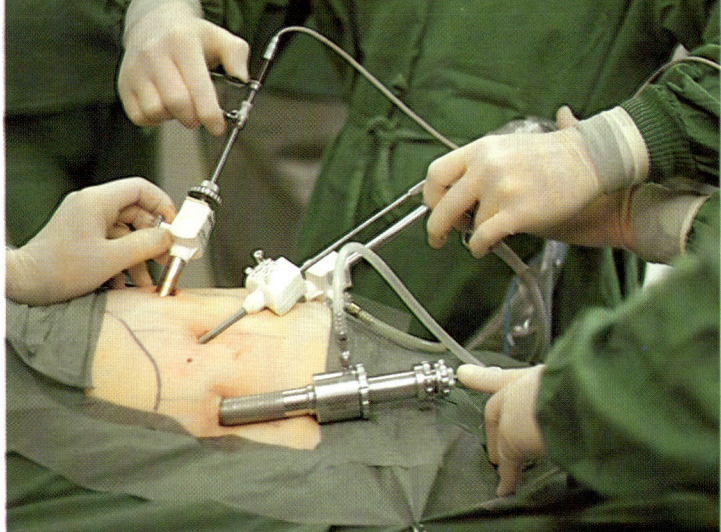

77

- Ausreichender Abstand von der
  Gallenblase sowie zwischen Optik-
  und Arbeitstrokaren untereinander
  gewährleisten den notwendigen intraabdominellen Aktionsradius.

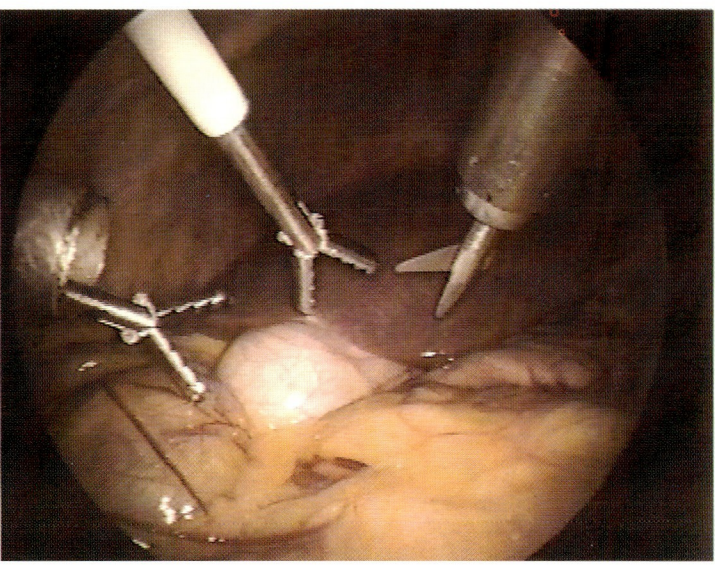

78

Aufspannen der Gallenblase
(Abb. **79–82**)

– Fassen der Gallenblase mit atraumatischer Faßzange (lateraler Zugang) am Fundus.

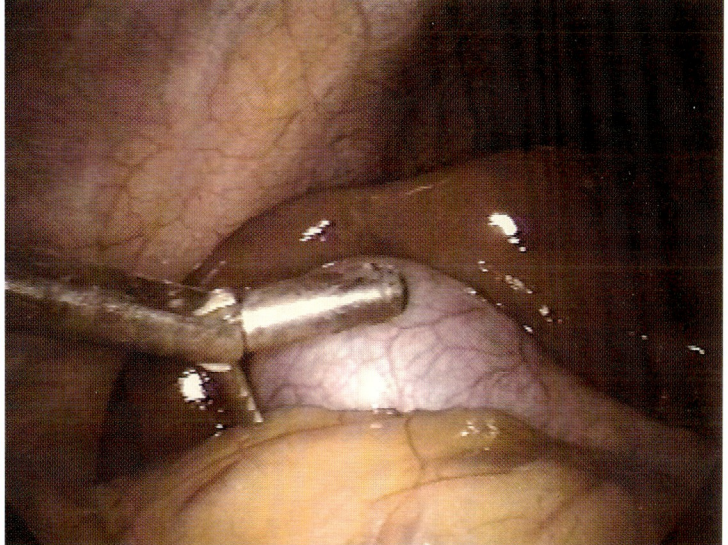

79

– Anheben von Gallenblase und Leber durch Zug in Richtung rechte Zwerchfellkuppe (Assistent).

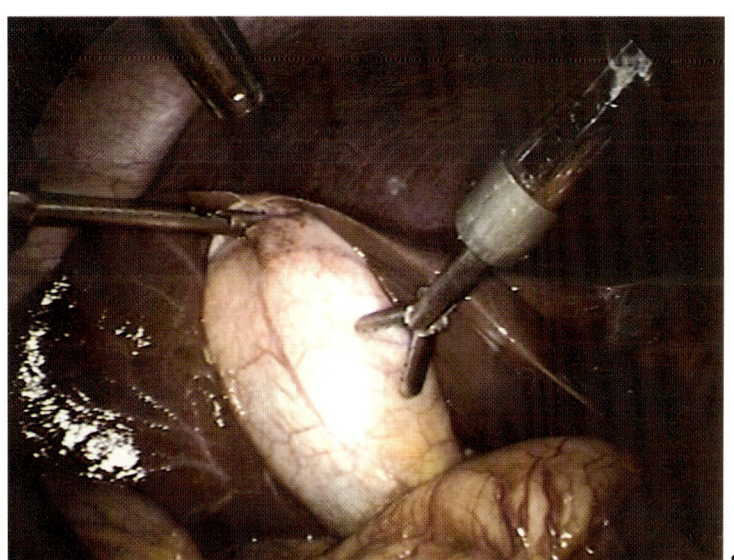

80

– Verwachsungen zwischen Gallenblase und Nachbarorganen (Netz, rechte Kolonflexur, Duodenum) werden stumpf gelöst bzw. mit Hakenelektrode durchtrennt.

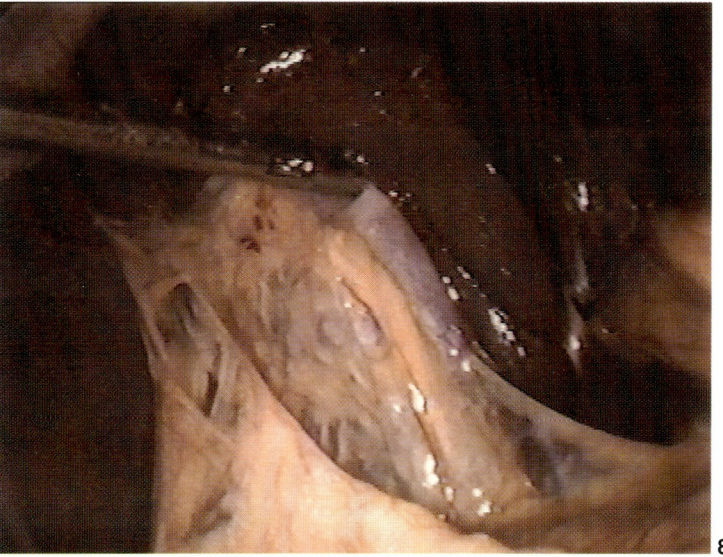

81

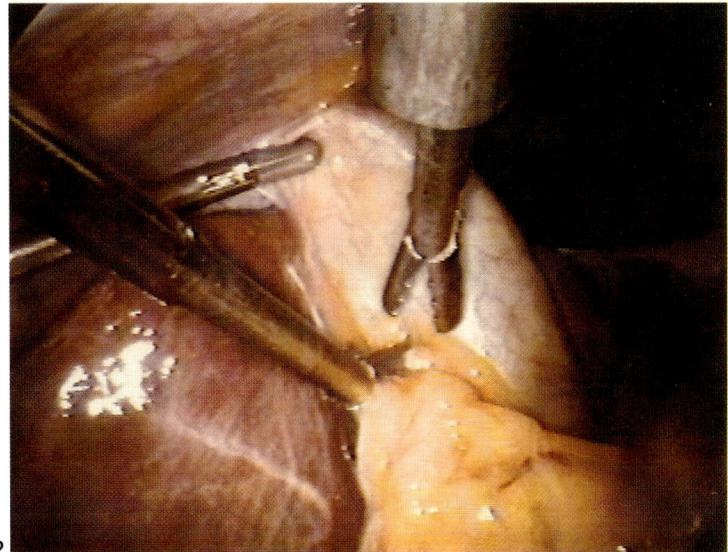

82

(Abb. **83–84**)

– Fassen des Infundibulums mit zweiter Faßzange (medioklavikularer
Zugang) und Anspannen nach lateral zur Darstellung des Callotschen
Dreiecks.

– Zug bzw. Anheben des Infundibulums erlaubt eine gute anteriore
bzw. posteriore Darstellung der Re-
gion.

83

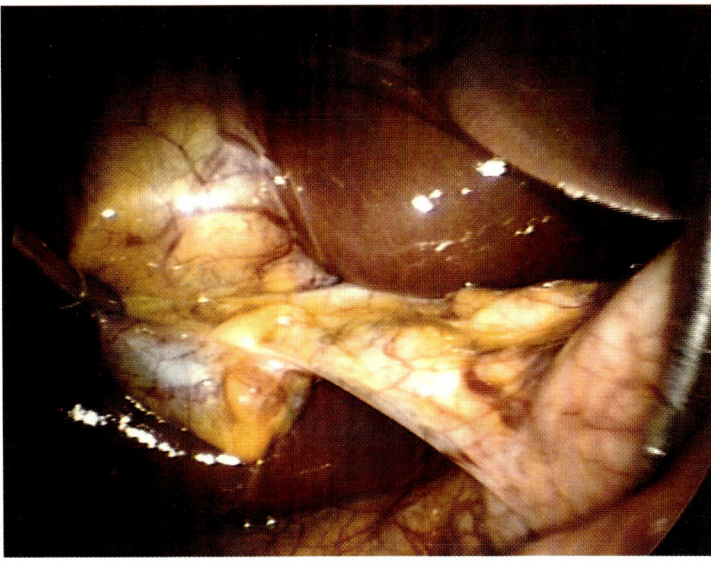

84

Cholezystocholangiographie
(Abb. **85—89**)

– Punktion der elevierten Gallenblase
  durch medioklavikularen Zugang
  mit deKockscher Faßzange (alternativ mit Punktionskanüle durch
  Bauchdecke).

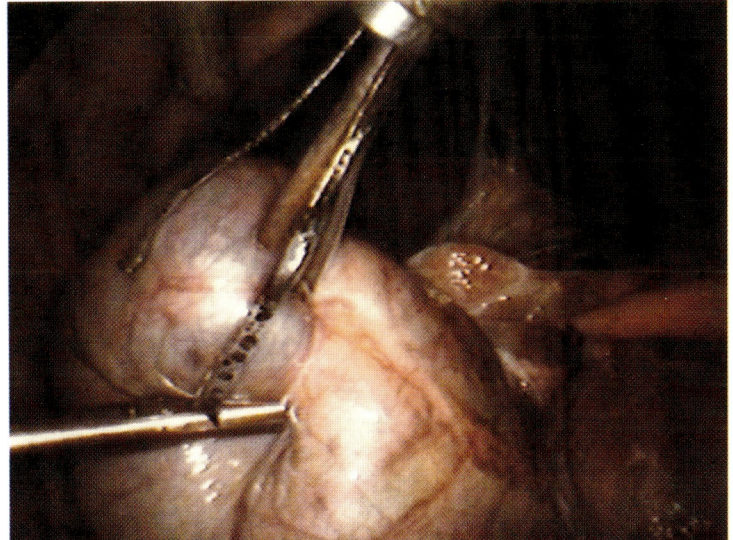

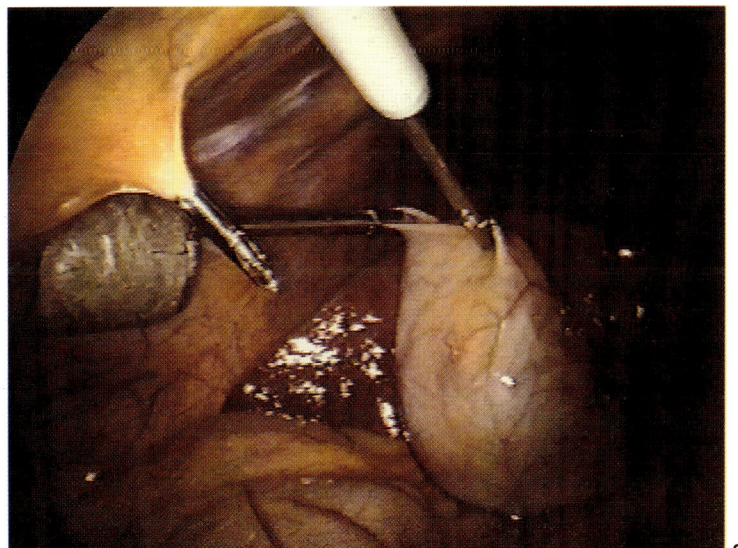

– Absaugen der Galle, Spülen mit
  NaCl-Lösung und Applikation von
  Kontrastmittel.

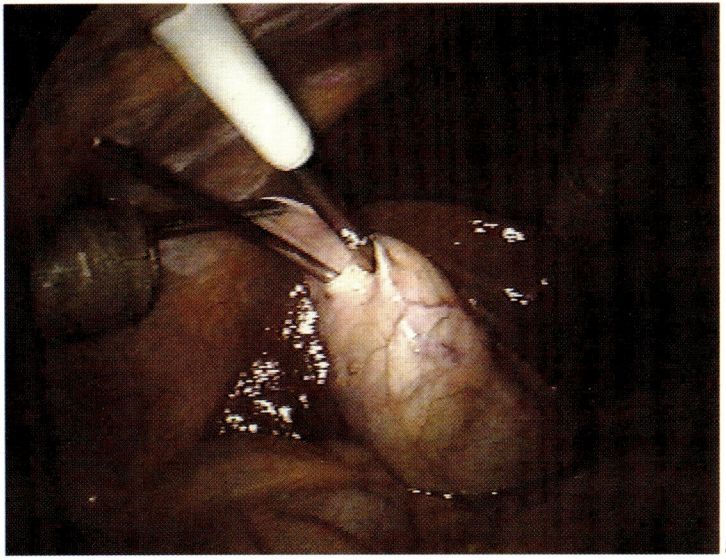

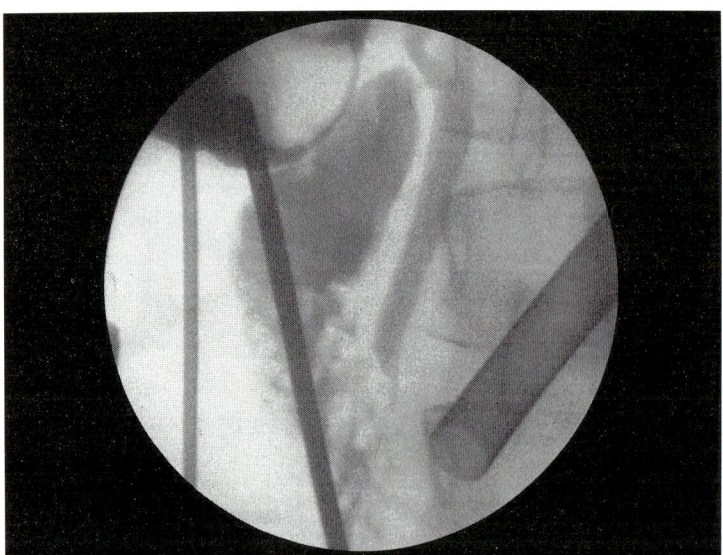

88

– Durchleuchtung und Bilddokumentation.

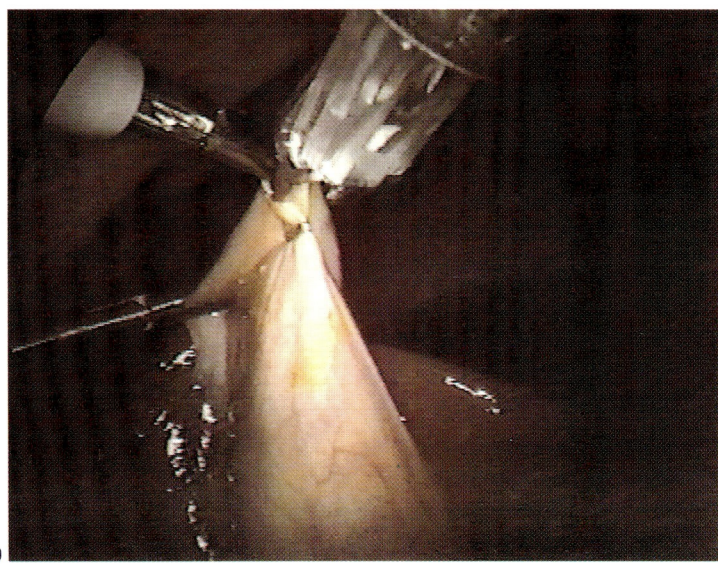

89

– Fassen der Punktionsstellen mit lateraler Faßzange bzw. Clipverschluß der Punktionsstelle.

Präparation von Ductus cysticus und A. cystica
(Abb. **90—95**)

– Einschneiden des peritonealen
  Überzuges.

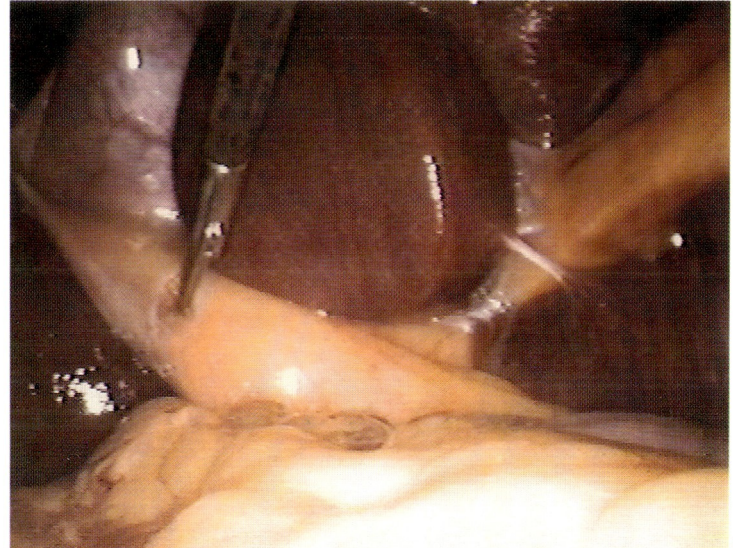

90

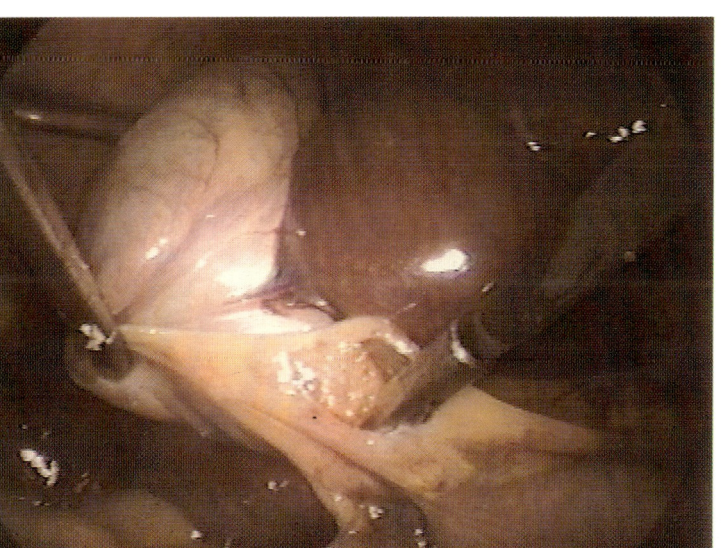

91

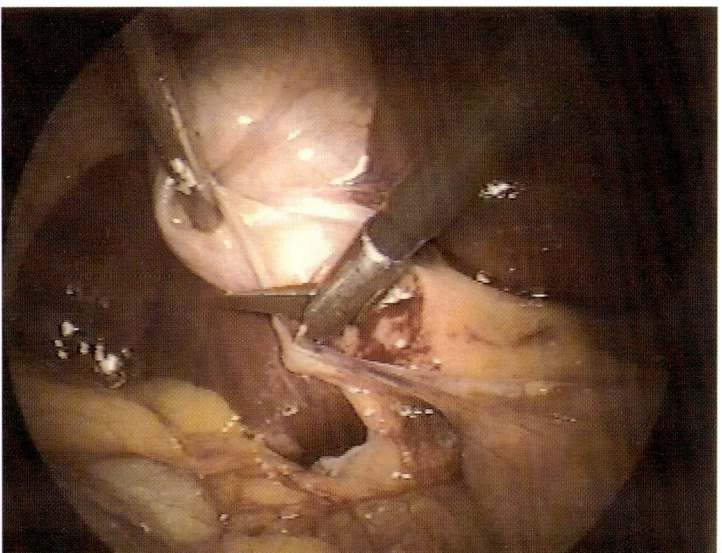

92

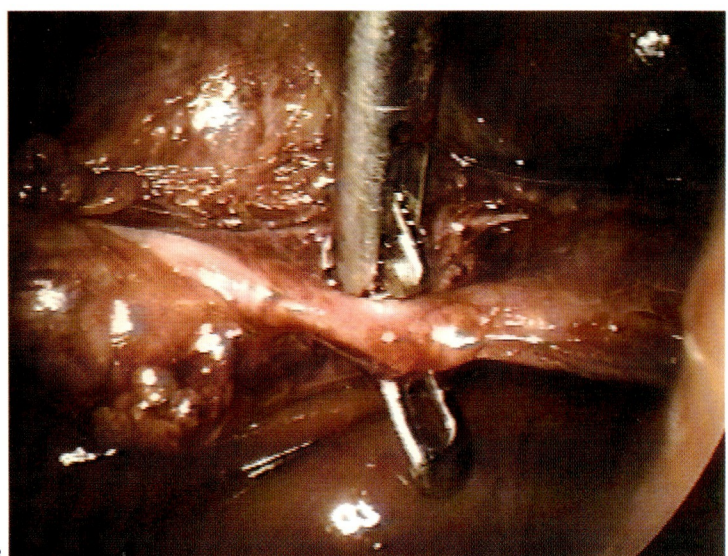

- Dissektion wahlweise mit Präp.-
  Tupfer, gebogener Präparationszan-
  ge oder Hakenelektrode.
- Präparation der Strukturen, begin-
  nend am Infundibulum in Richtung
  Ductus choledochus.

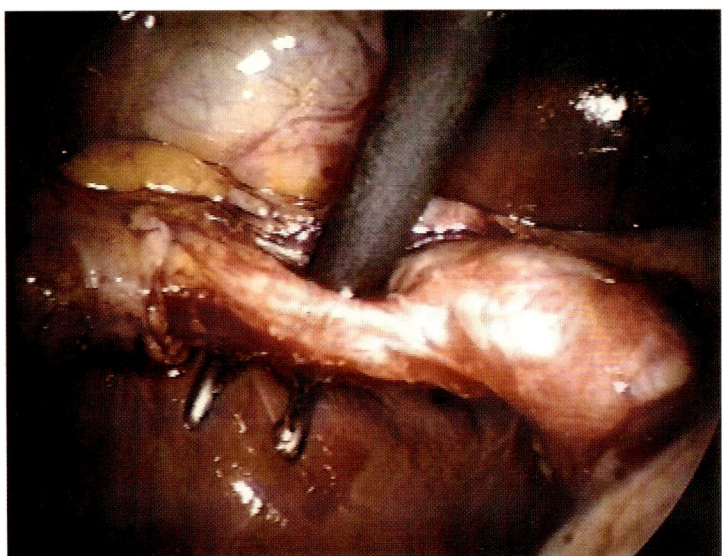

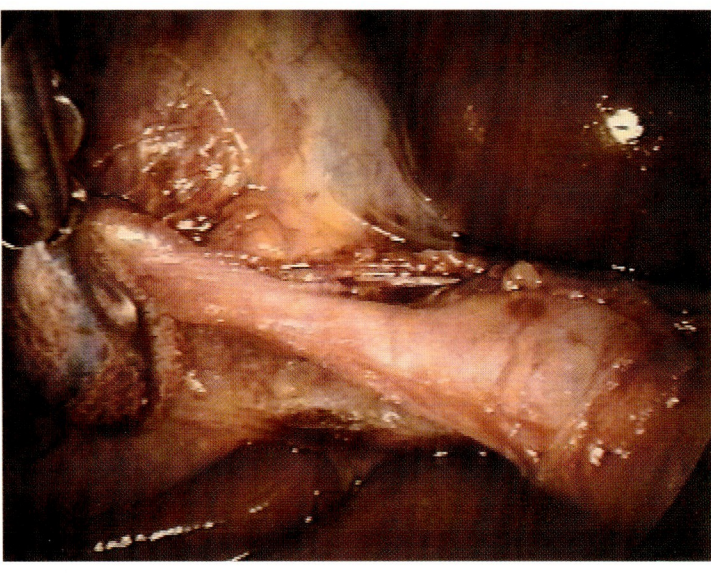

- Darstellung der Einmündung des
  Ductus cysticus in den Ductus hepaticus.

(Abb. **96—97**)

– Zur sicheren Clipapplikation ist eine
  einwandfreie Identifikation und zirkuläre Freilegung von Ductus cysticus und A. cystica erforderlich.

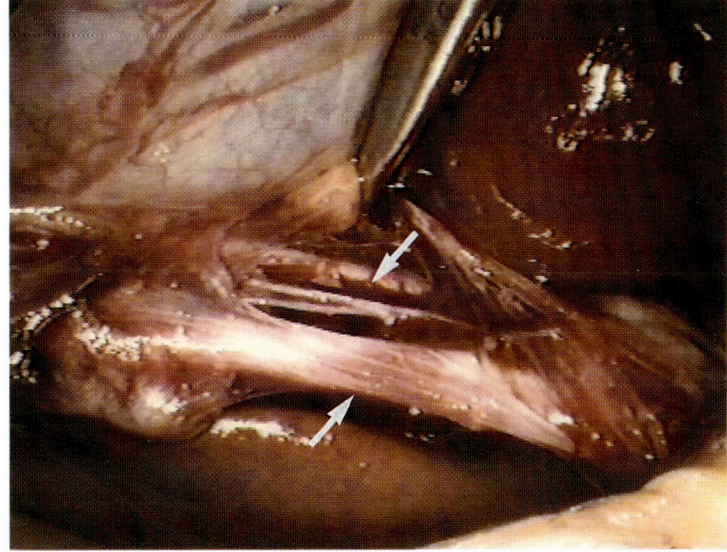

96

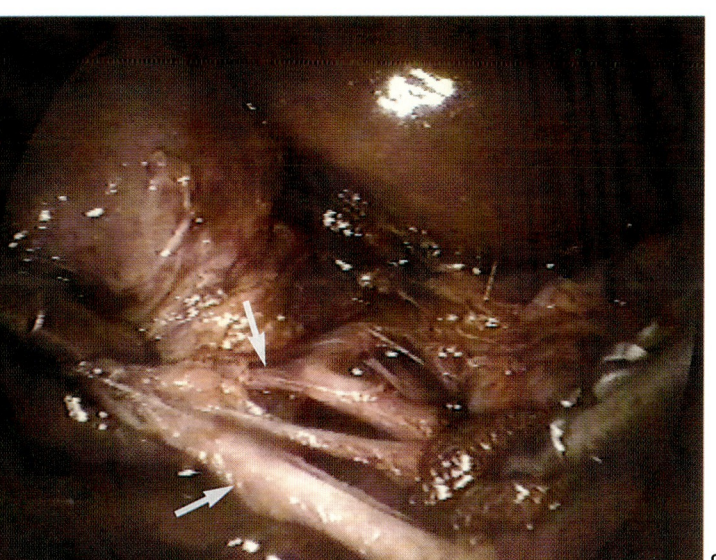

97

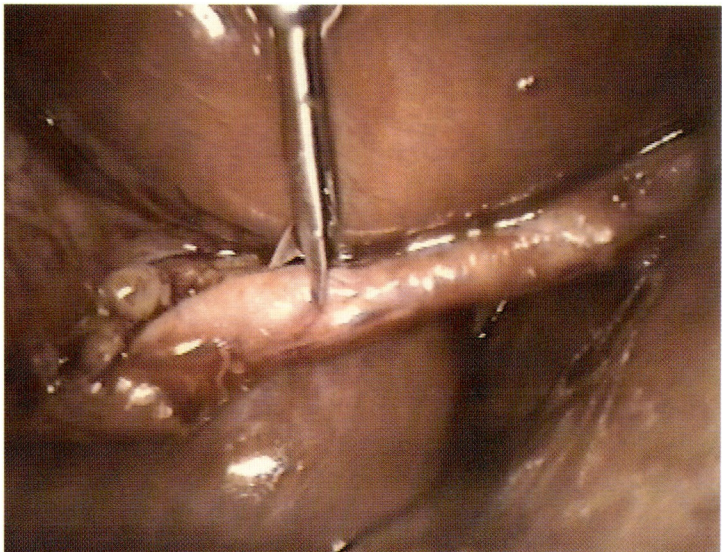

98

Cholangiographie
(Abb. **98–100**)

– Fakultativ bei Zystikusverschluß-
  stein.

– Gallenblasennahe Inzision des Ductus cysticus durch Mikroschere
  (halbe Zirkumferenz).

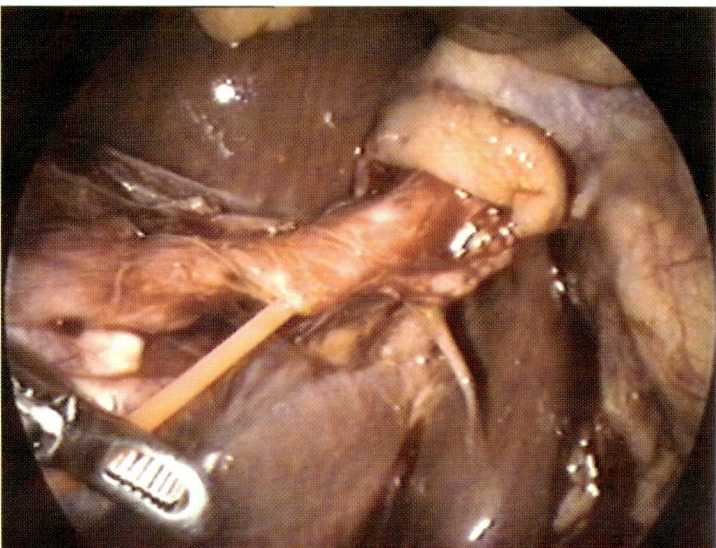

99

– Perkutanes Einbringen des Ballon-
  katheters und Einführen in den Ductus cysticus.

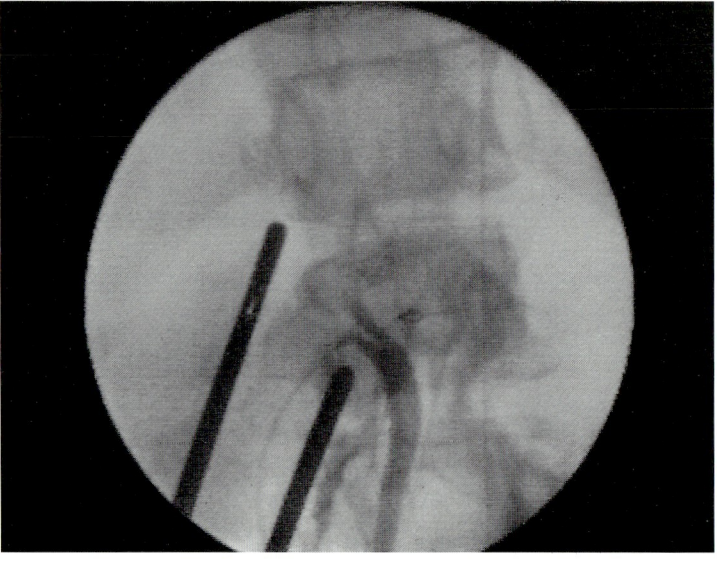

100

– Cholangiographie unter Durchleuchtung und Bilddokumentation.

**Versorgung von Ductus cysticus
und A. cystica**
(Abb. **101–103**)

– Nach zirkulärer Dissektion und ein-
  wandfreier Identifikation des Ductus cysticus **(cave: anatomische
  Varianten!).**

– Einbringen des Clipapplikators
  (Filshi-Clip, Titanclip, Endoclip
  usw.) durch paramedianen Arbeitstrokar.

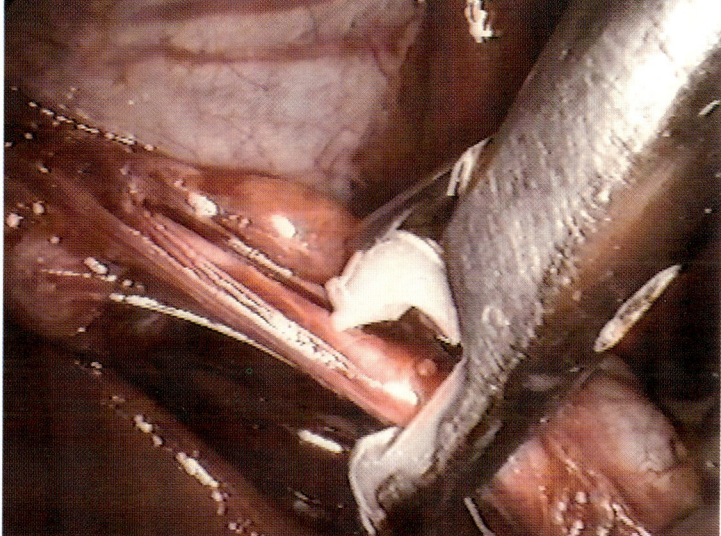

101

– Verschluß des Ductus cysticus gal-
  lenblasennah und proximal.

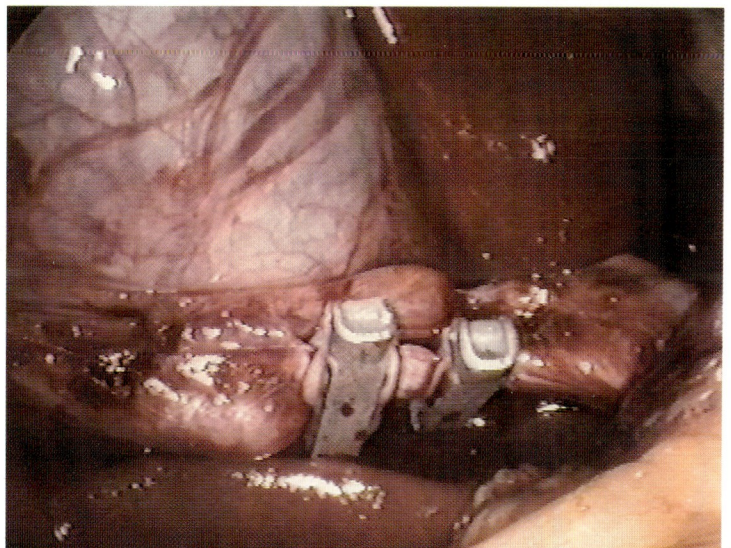

102

– Durchtrennen des Ductus cysticus.

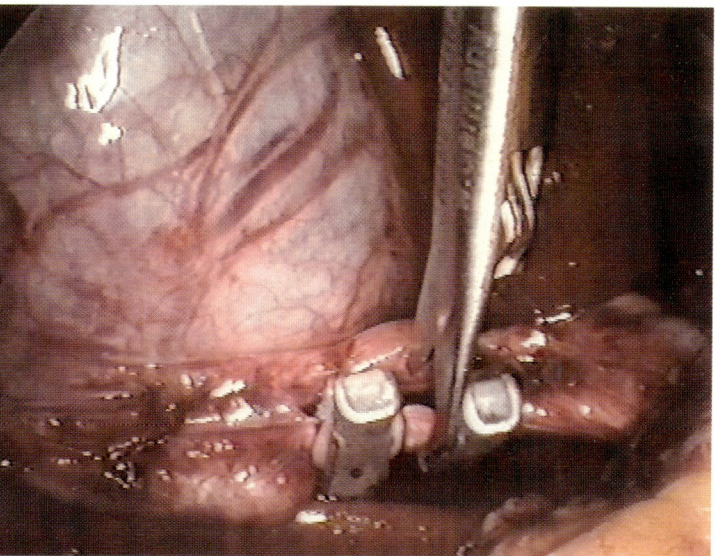

103

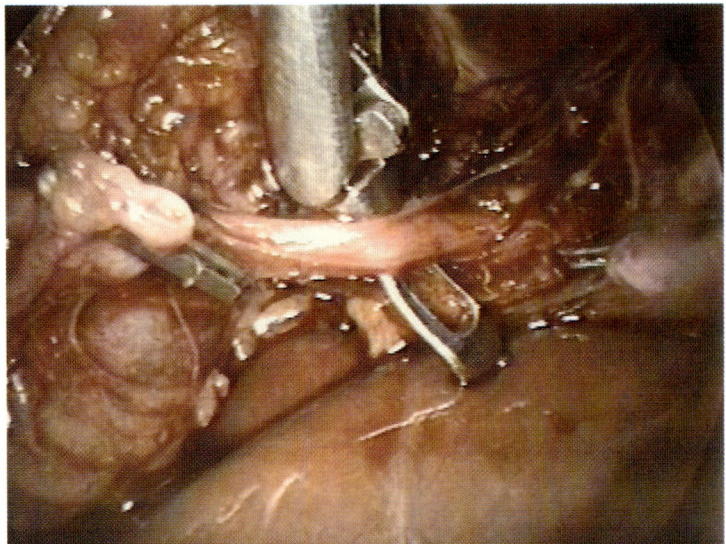

104

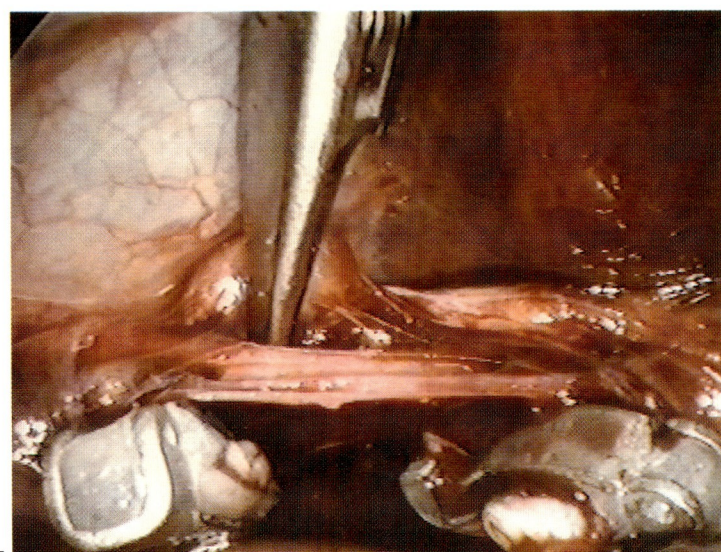

105

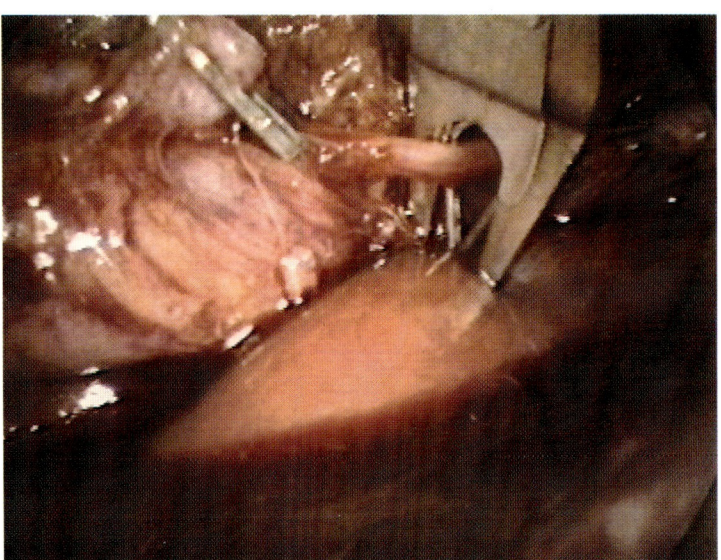

106

(Abb. **104–109**)

– Nach primärer Versorgung des Ductus cysticus gelingt in der Regel eine bessere Identifikation und Versorgung der A. cystica.

– Doppelte Clipligatur der A. cystica
  (Titanclips bzw. Endoclip) und
  Durchtrennen mit der Schere.

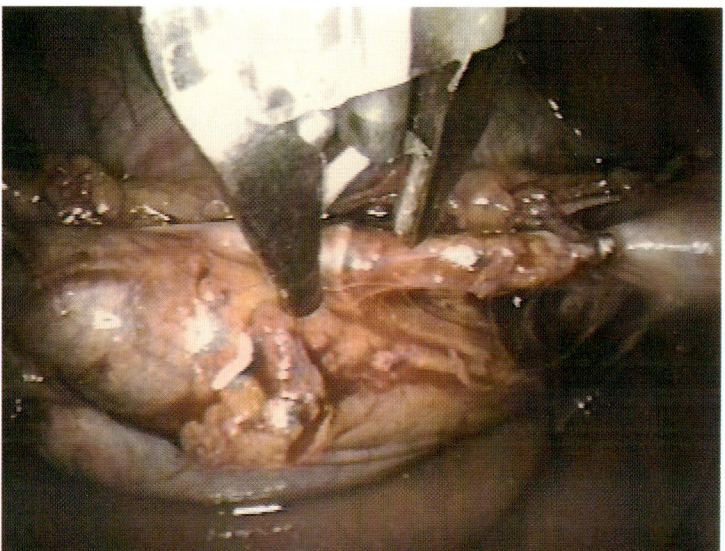

107

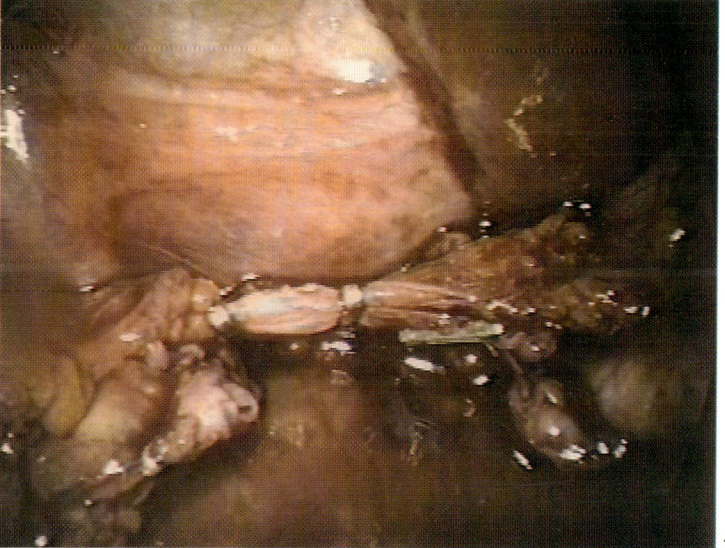

108

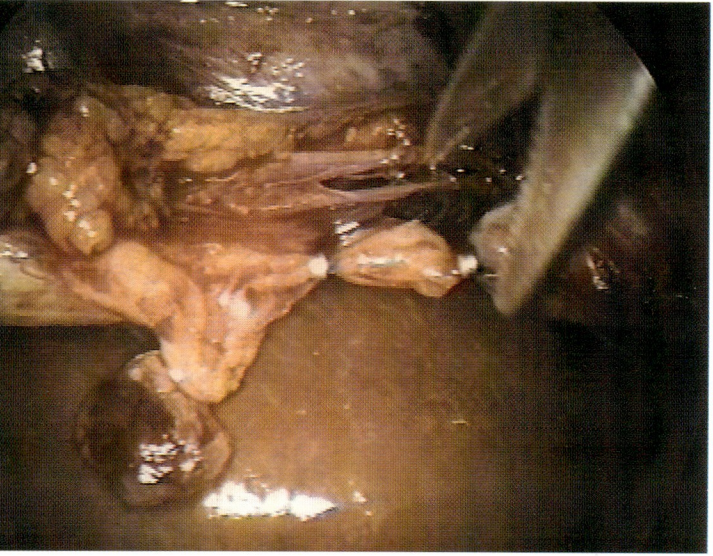

109

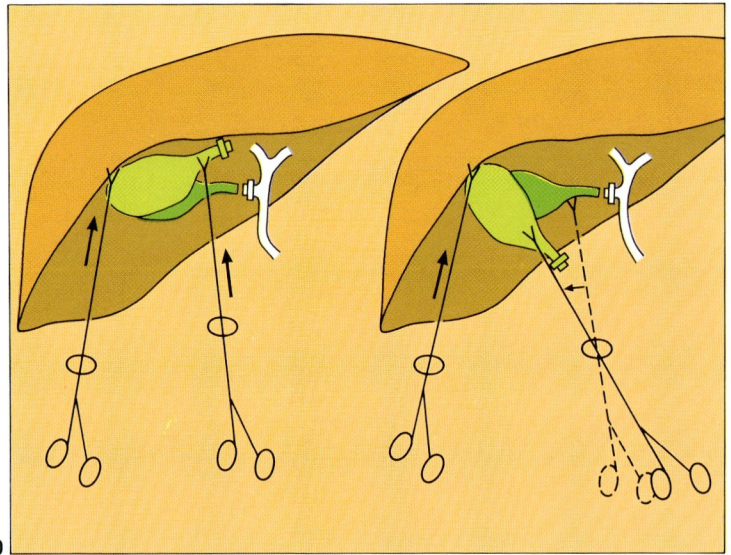

110

Präparation der Gallenblase
(Abb. **110**–**118**)

– Elevation der Gallenblase am Fundus durch laterale Faßzange (Assistent).

– Durch Zug am Gallenblaseninfundibulum mit zweiter Faßzange Anspannen der zu durchtrennenden Schichten.

– Drehung nach medial oben bzw. lateral bringt jeweils die linke und rechte Seite der Gallenblase zur Darstellung.

111

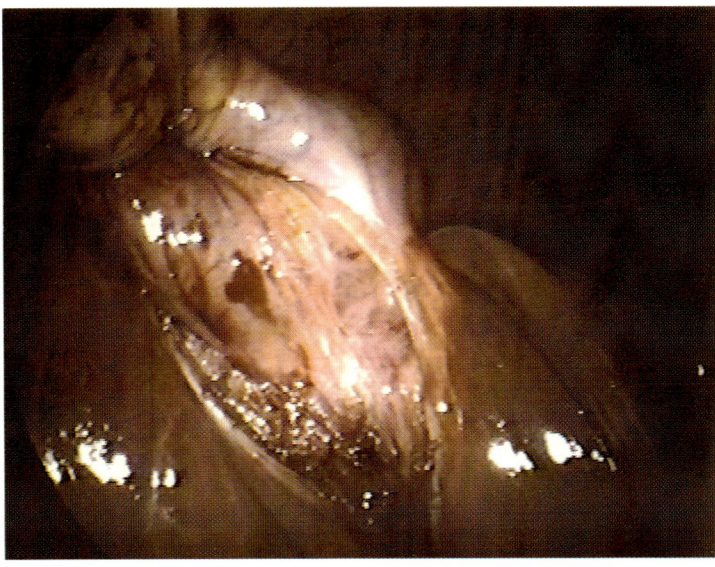

112

– Aufgespannte Strukturen werden schrittweise abgelöst, teils stumpf (Präp.-Tupfer), teils scharf (Schere) bzw. mit Hakenelektrode.

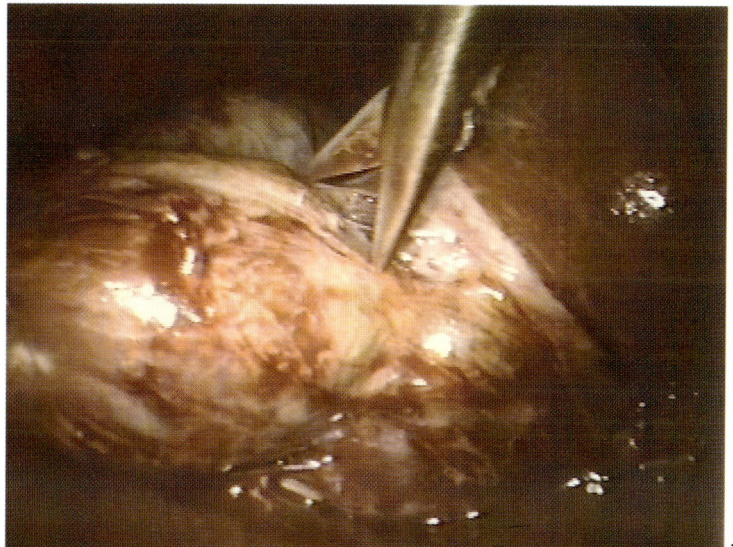

113

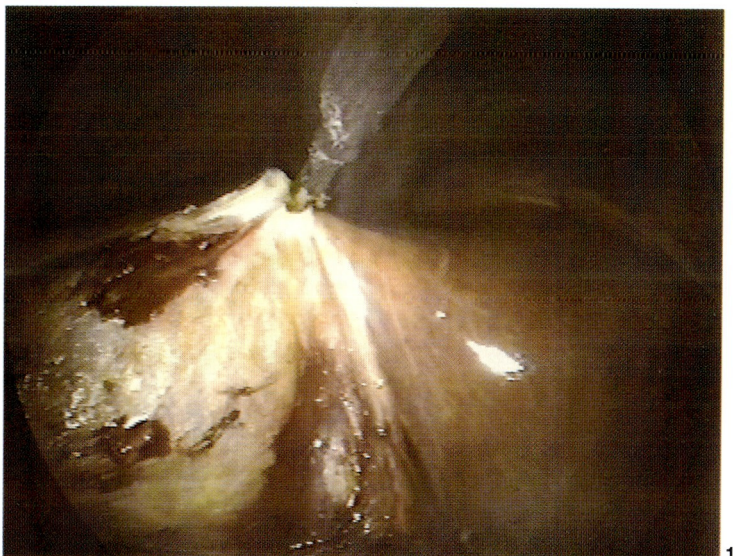

114

– Kleinere sichtbare Gefäße bzw. Blutungen im Gallenblasenbett werden
koaguliert.

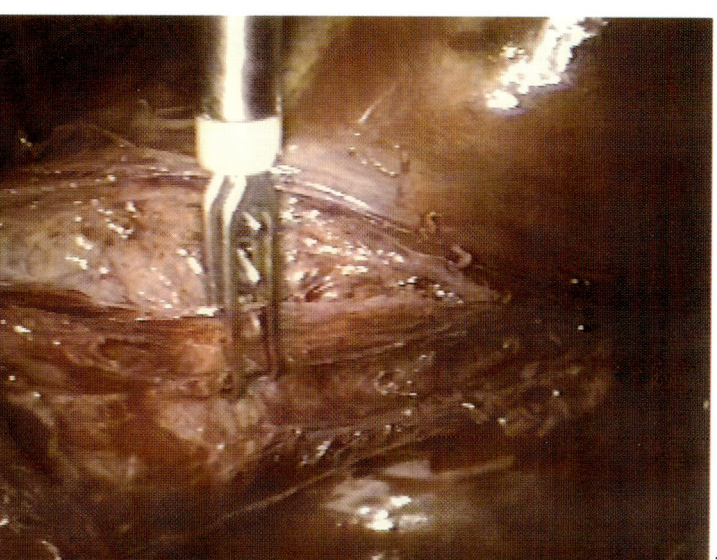

115

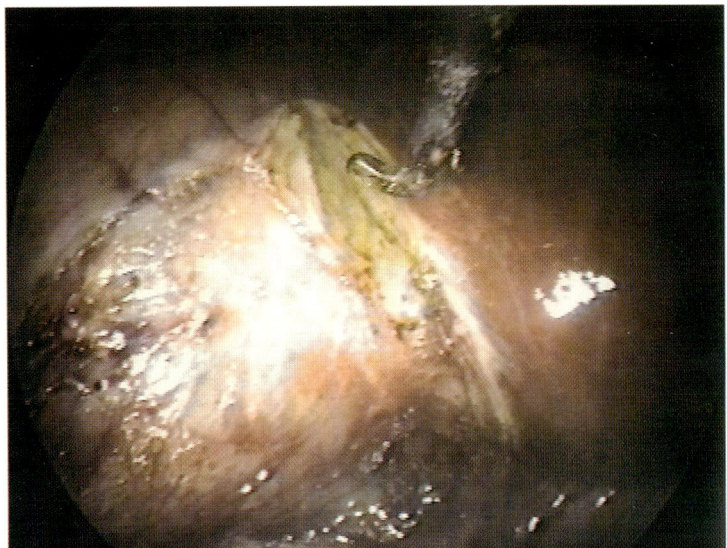

116

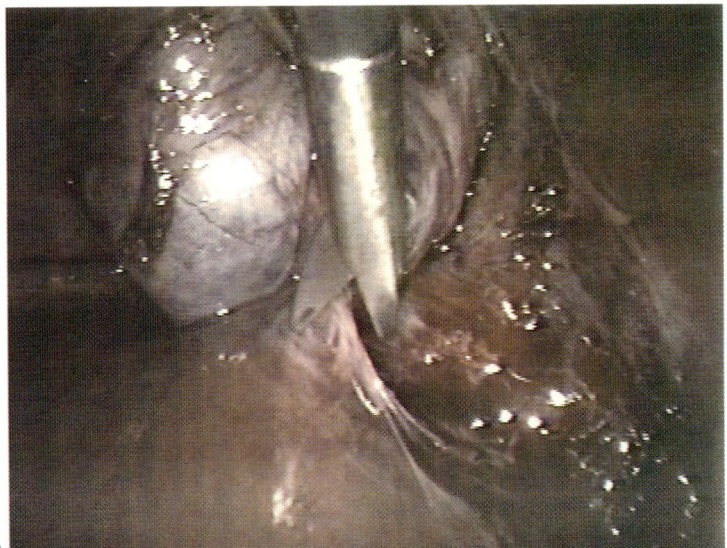

117

– Durchtrennen der letzten Gewebs-
brücken zwischen Gallenblase und
Leberoberrand mit der Schere.

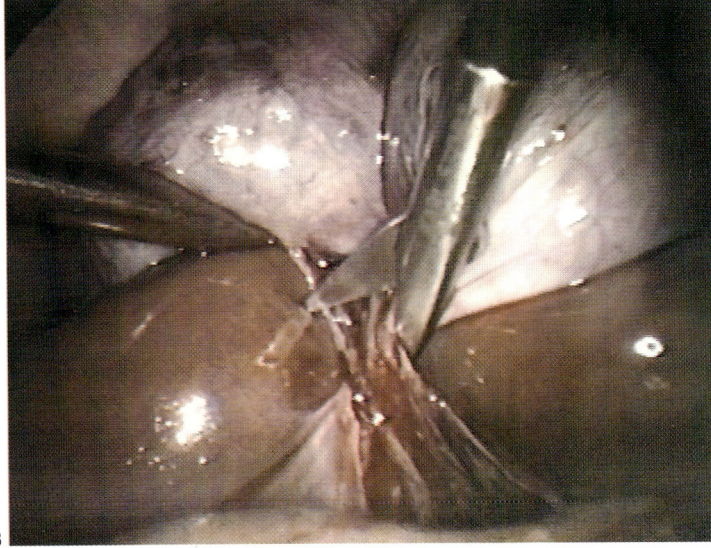

118

Extraktion der Gallenblase
(Abb. **119–124**)

– Die Extraktion erfolgt fakultativ
  durch die Nabelinzision bzw. den
  lateralen Zugang.

– Bei Extraktion durch die Nabelinzision Wechsel der Optik in den paramedianen 11-mm-Arbeitstrokar.

– Zur Extraktion aus lateraler Inzision
  ist eine 15- bzw. 20-mm-Trokarhülse
  erforderlich. Diese wird wahlweise
  primär plaziert bzw. nach Aufdilata-
  tion der 5,5-mm-Inzision über Führungsstab.

– Fassen der Gallenblase mit kräftiger
  Krokodilmaulzange am Infundibulum.

– Extraktion durch die Bauchdecke
  bzw. in den 20-mm-Trokar durch
  sanften Zug.

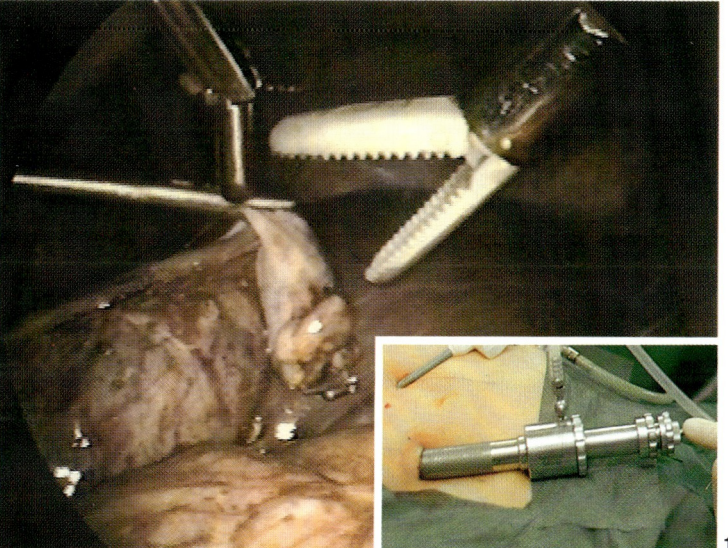

119

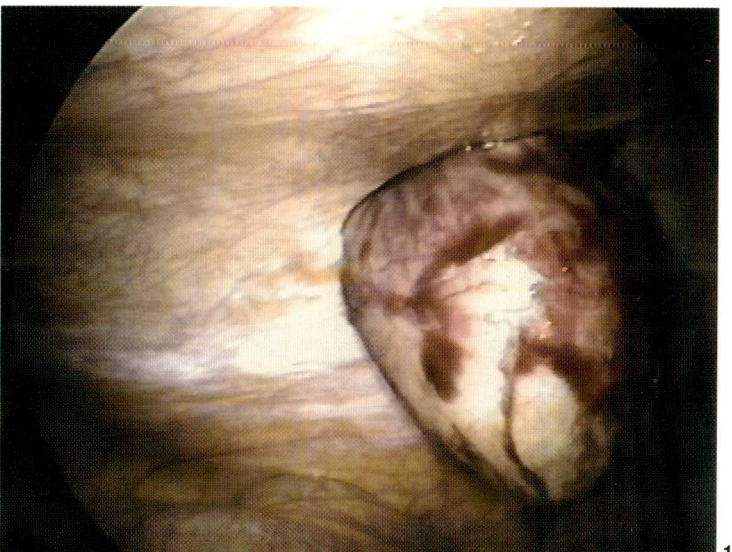

120

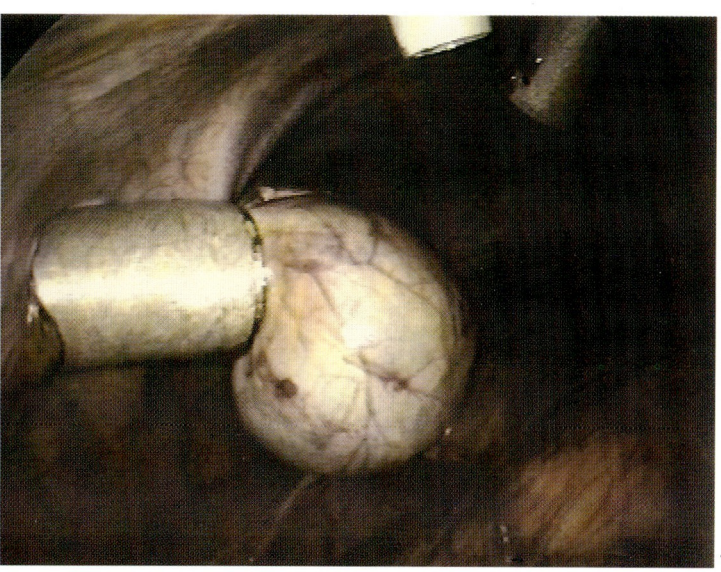

121

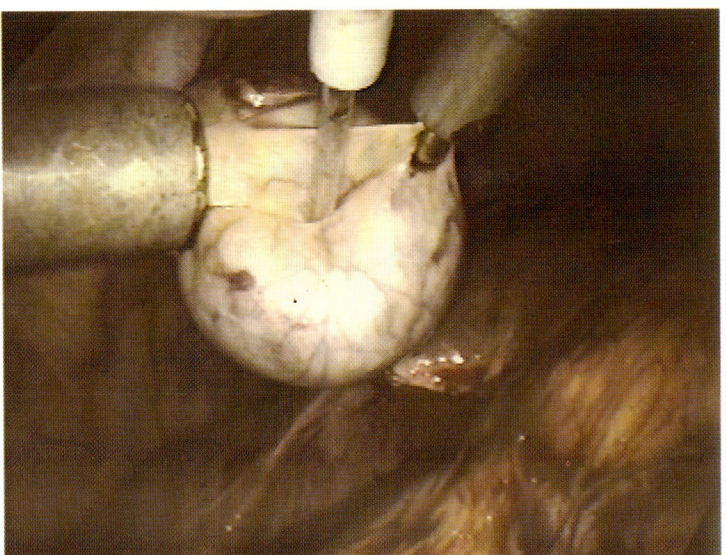

– Eine prall gefüllte Gallenblase wird ggf. perkutan punktiert.

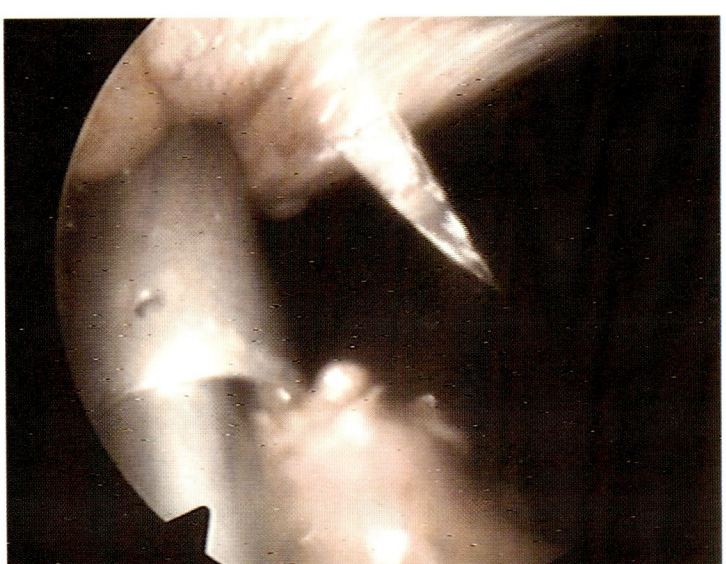

– Zur schonenden Extraktion größerer Konkremente Erweiterung der Nabelinzision mit Stichskalpell bzw. Dilatation mit Langenbeck-Haken.

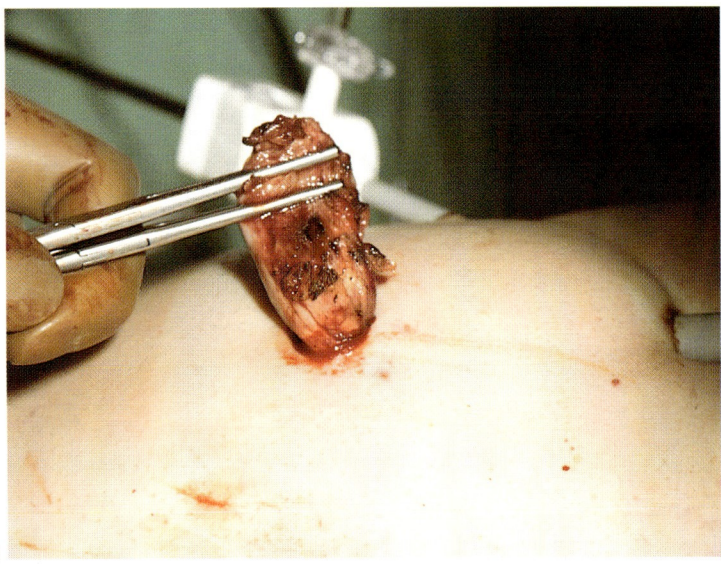

– Nach Extraktion aus Nabelinzision passagerer Verschluß durch zwei Tuchklemmen zur Aufrechterhaltung des Pneumoperitoneums.

Spülung und Blutstillung
(Abb. 125–127)

– Elevation der Leber durch Taststab
  bzw. Faßzange, eingeführt durch
  lateralen Trokar.

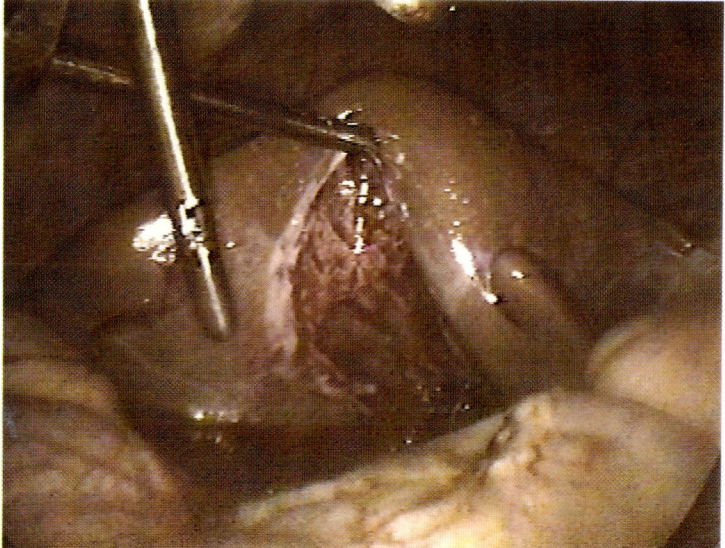

125

– Spülen des Gallenblasenbettes,
  abschließende Blutstillung, evtl.
  Hämostyptikumeinlage.

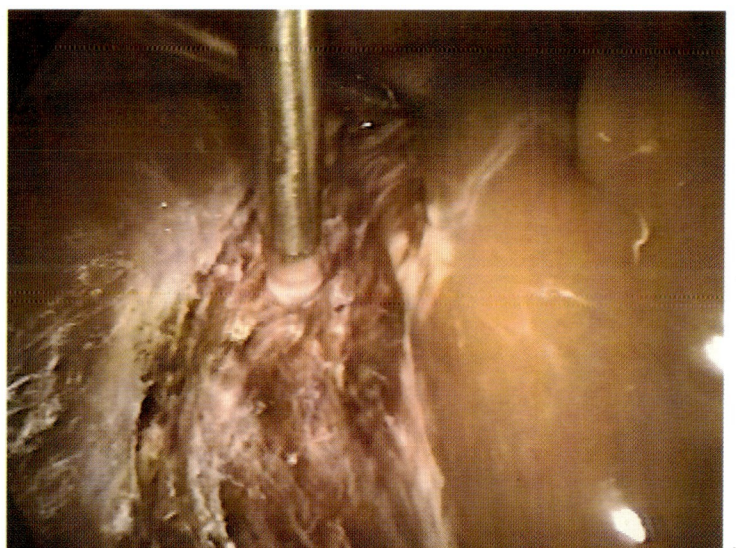

126

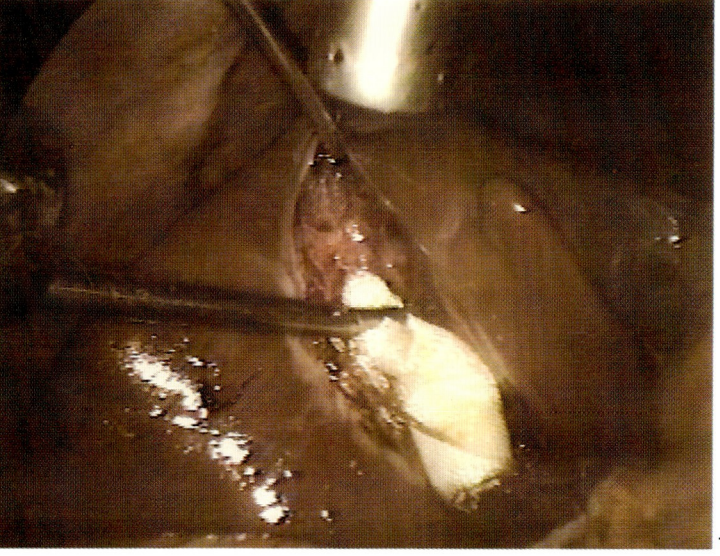

127

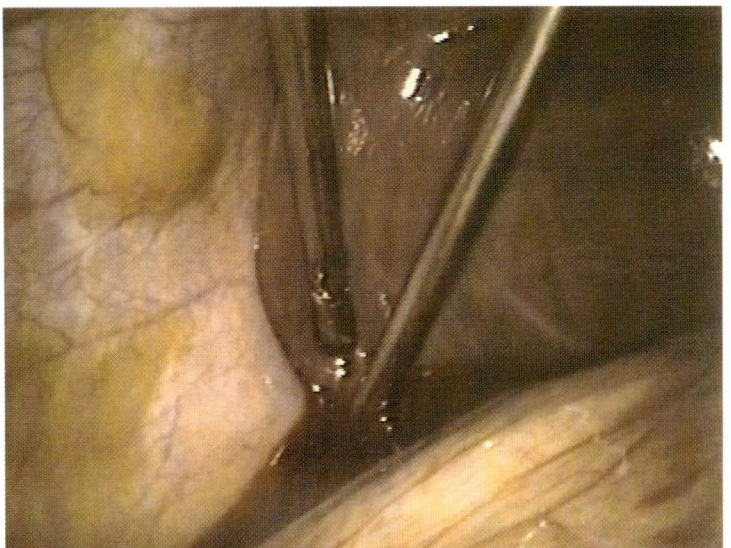

(Abb. **128–129**)

– Absaugen von Blutkoageln und Spülflüssigkeit subphrenisch und subhepatisch.

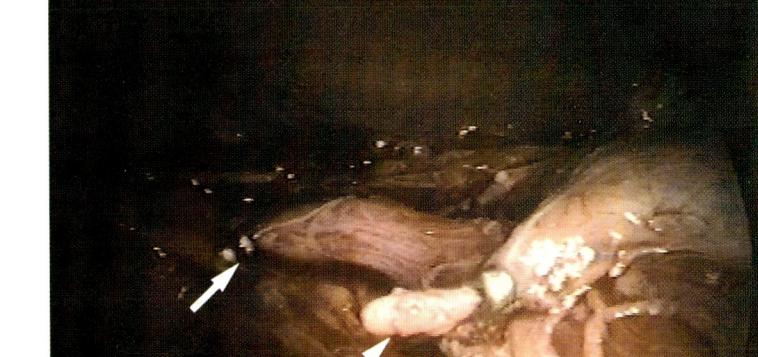

– Abschließende Inspektion des Stumpfes von Ductus cysticus und A. cystica.

Drainage und Wundverschluß
(Abb. **130–132**)

- Bei Blutungsgefahr Einbringen eines weichen Siliconschlauches (5 mm) durch lateralen Trokar.
- Fassen der Schlauchspitze mit der Zange.

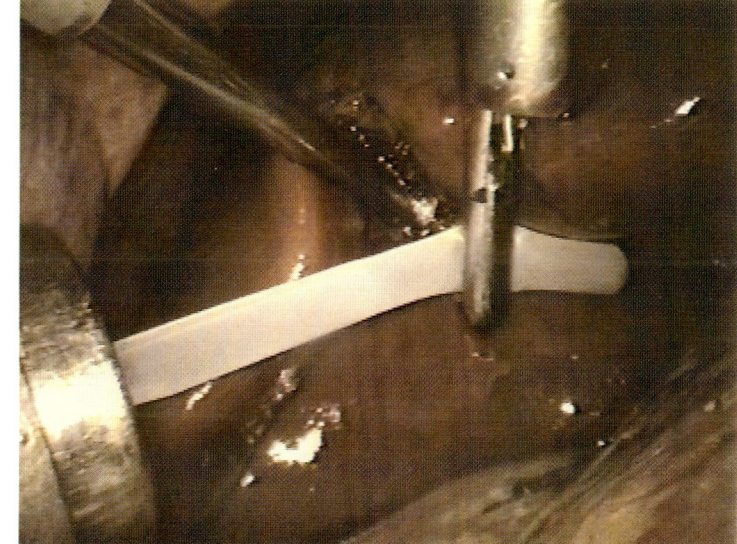

130

- Plazieren der Drainagenspitze vor das Foramen Winslowii.

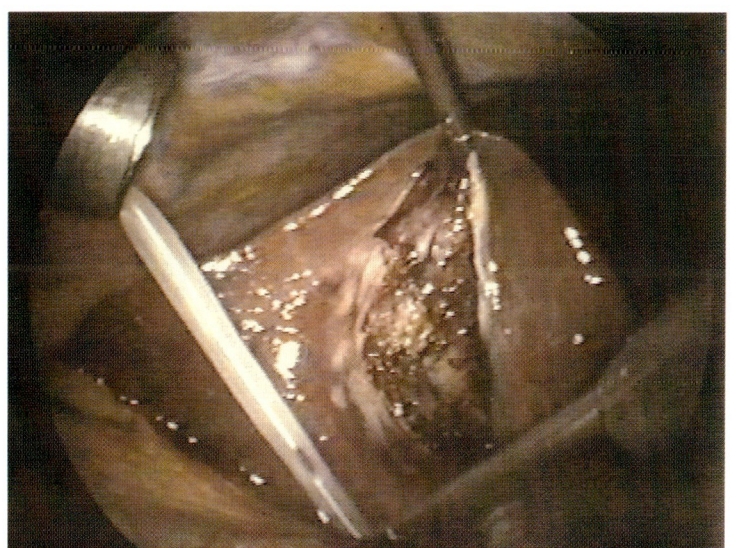

131

- Extraktion der Trokare unter Sicht **(cave: Netzzipfel, Blutung aus Stichkanal!).**
- Ablassen des Pneumoperitoneums.
- Verschluß der Faszienlücke im Bereich der Inzisionserweiterung bzw. des 20-mm-Trokars durch Naht.
- Hautnaht.

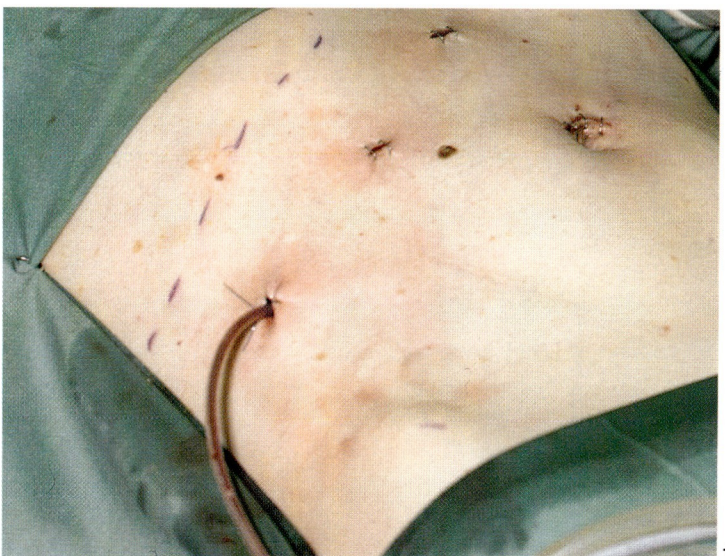

132

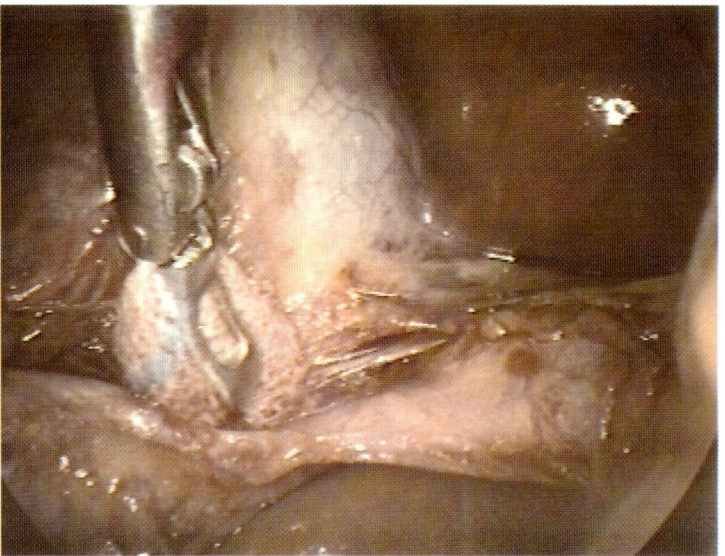

133

Choledochotomie und T-Drain-Einlage

Choledochotomie, Choledochoskopie
(Abb. **133–135**)

- Siehe auch Kapitel Indikationen.
- Intraoperative Cholangiographie ergibt Choledochuskonkrement.
- Zusätzliche Inzision, 10 mm links paramedian unter dem Rippenbogen, Einbringen von zusätzlichem Arbeitstrokar, 11 mm, unter Sicht.
- Freipräparation des Ductus choledochus teils stumpf, teils scharf (Präp.-Tupfer, Schere).

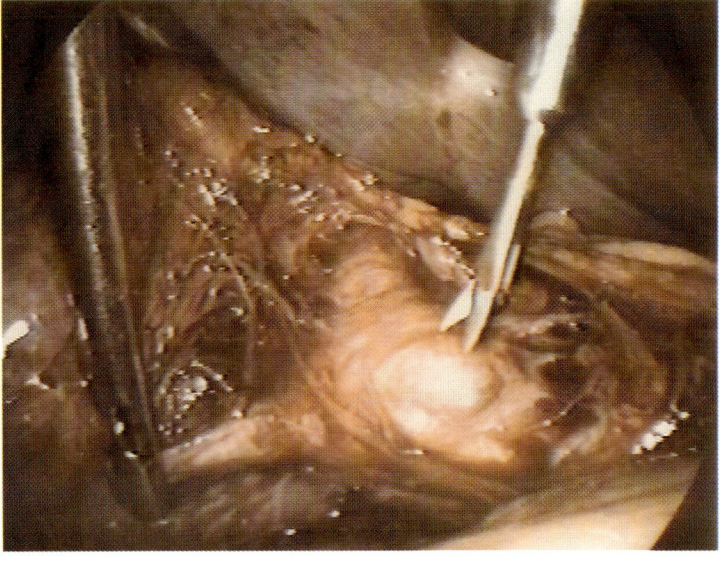
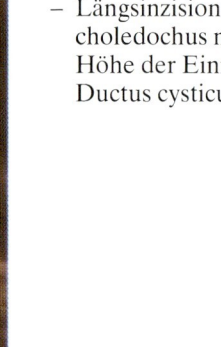

134

- Längsinzision (3 mm) des Ductus choledochus mit Mikroschere, in Höhe der Einmündungsstelle des Ductus cysticus.

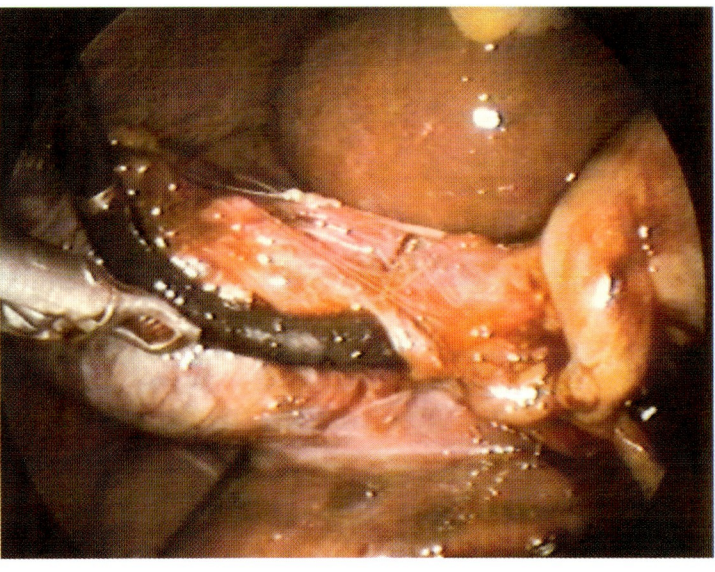

135

- Einführen eines 3-mm-Cholangioskopes über Trokar im medioklavikularen Zugang in den Choledochus.

(Abb. **136–138**)

- Inspektion des Ductus hepaticus.
- Inspektion von Ductus choledochus und Papille.
- Entrieren des Duodenums.

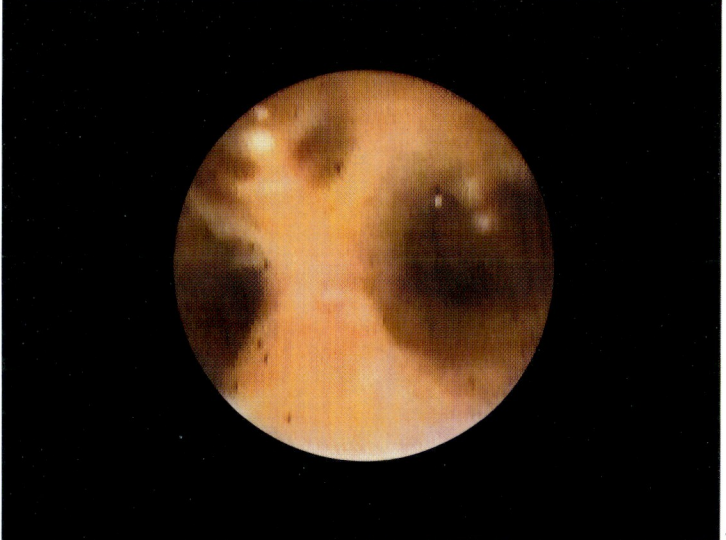

136

- Herausspülen von Konkrementen über Choledochotomie.

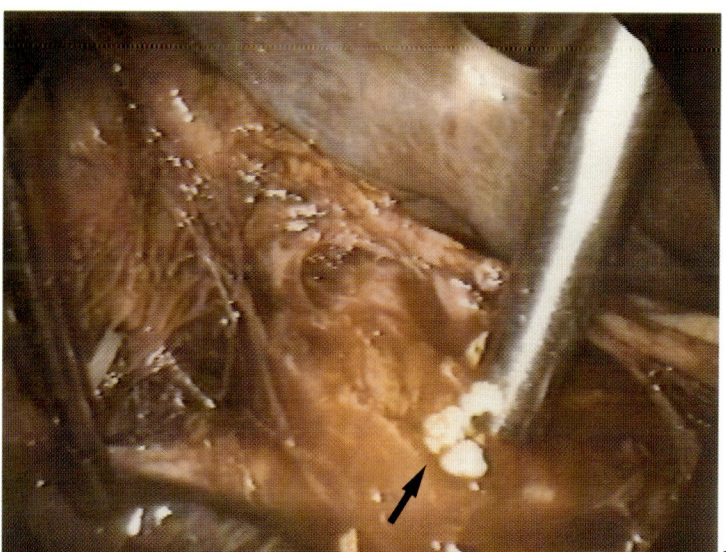

137

- Einführen eines T-Drains, 3 mm, mit Instrumentierhülse über links paramedianen 11-mm-Arbeitstrokar.

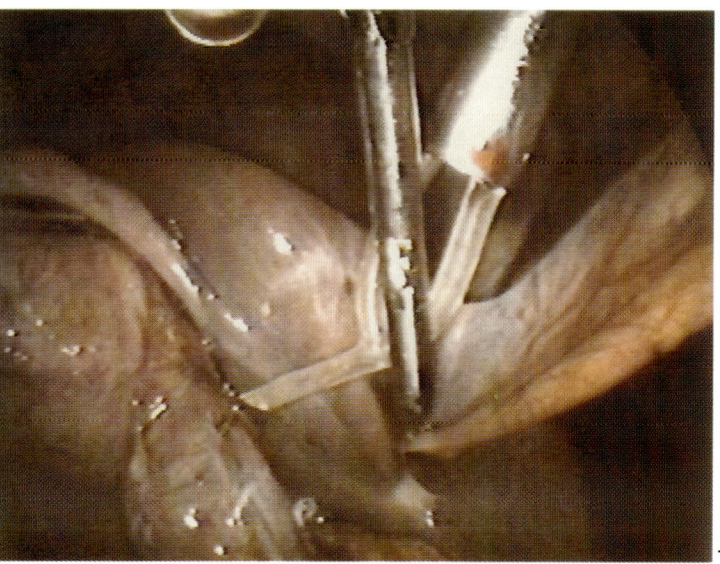

138

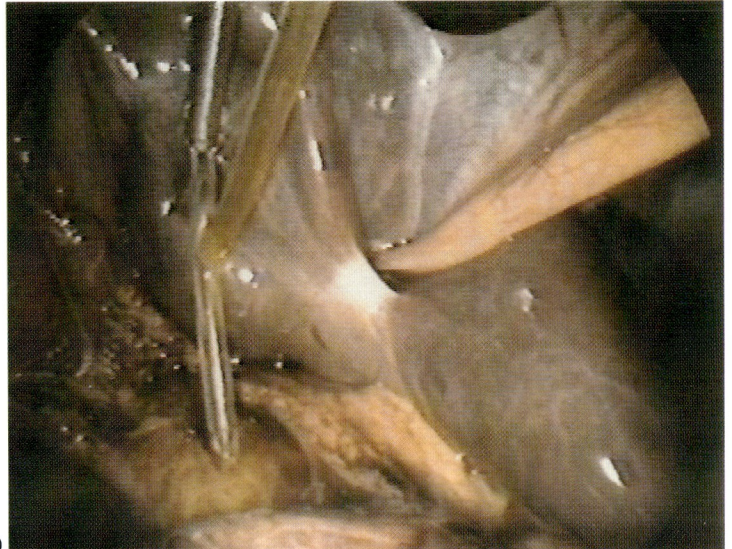

139

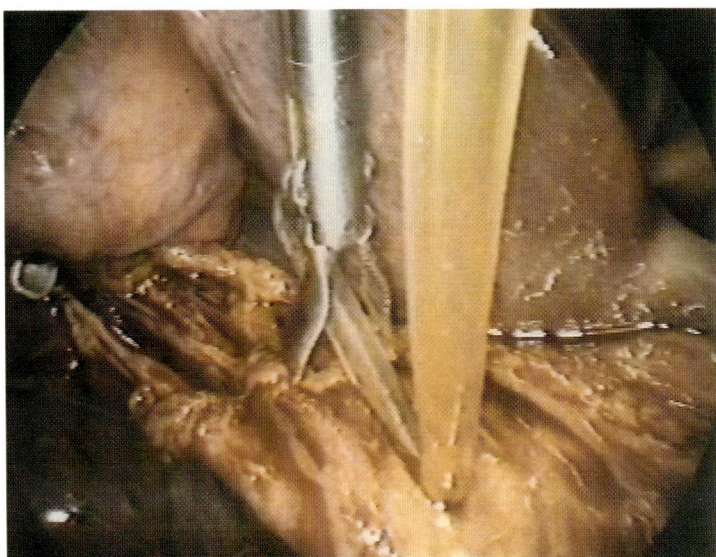

140

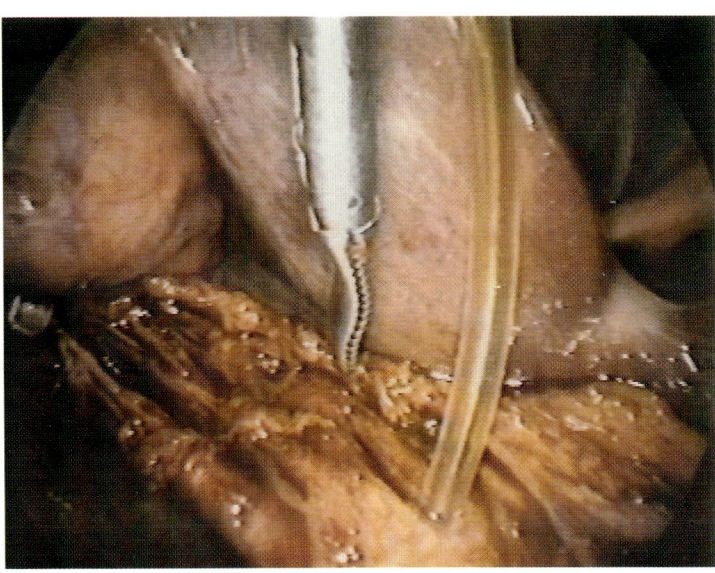

141

T-Drain-Einlage
(Abb. **139—141**)

– Fassen der Schenkel mit atraumatischer Faßzange und Plazieren im Choledochus.

Verschluß der Choledochotomie
(Abb. **142–147**)

– Einführen der Naht durch 11-mm-
  Trokar rechts paramedian.
– Fassen der Nadel mit Nadelhalter
  und fortlaufende Naht der Choledochotomie.

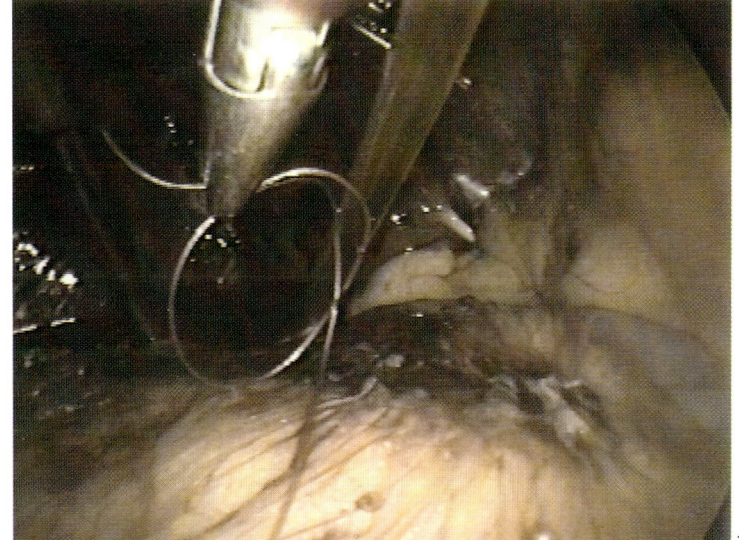

142

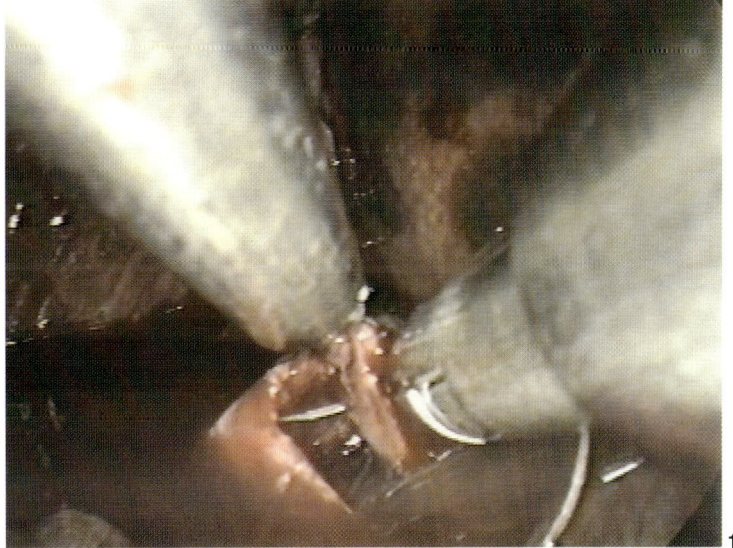

143

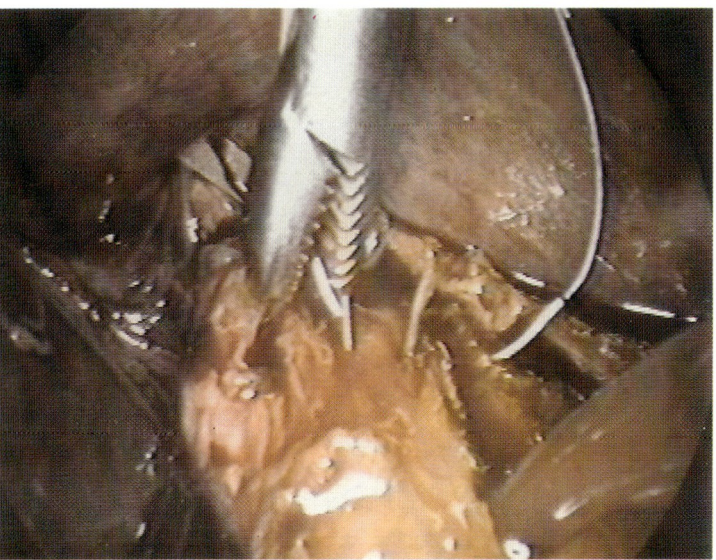

144

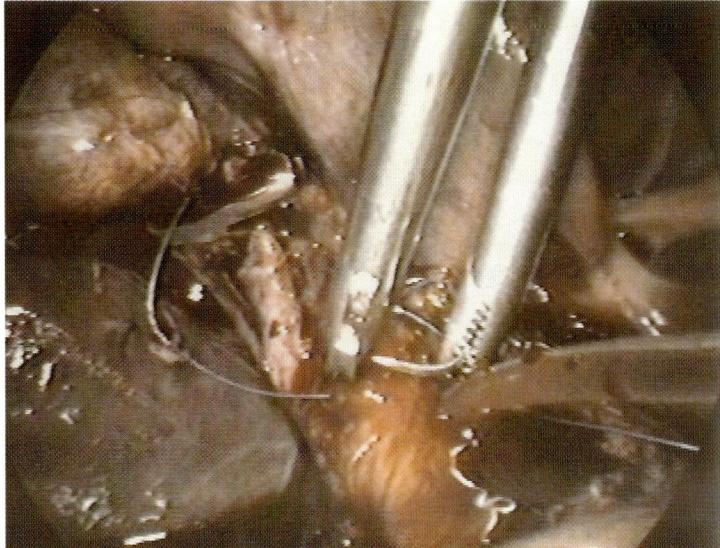

145

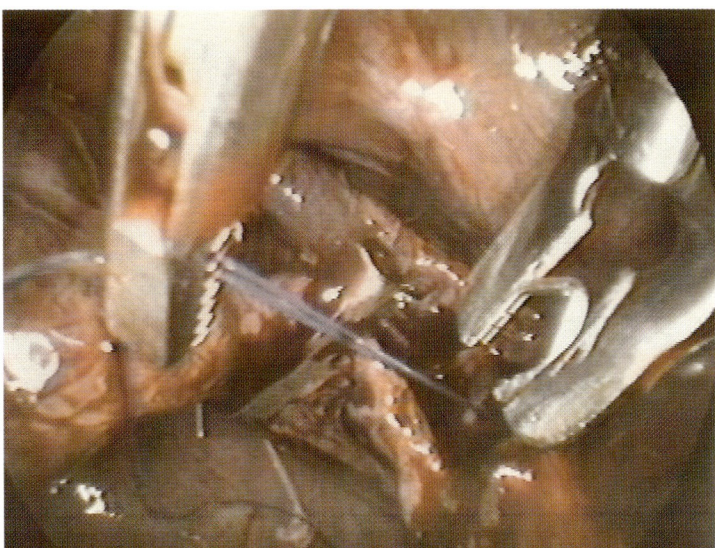

146

– Einführen des Clipapplikators durch
  11-mm-Trokar rechts paramedian
  und Anclippen der Fadenenden mit
  Titanclip.

– Einbringen eines Katheters zur Fi-
  brinapplikation durch 5,5-mm-Tro-
  kar medioklavikular.

– Applikation von Fibrinkleber auf
  Choledochotomie.

– Kontrollcholangiographie über lie-
  gendes T-Drain (Restkonkrement?
  Leckage?).

– Cholezystektomie.

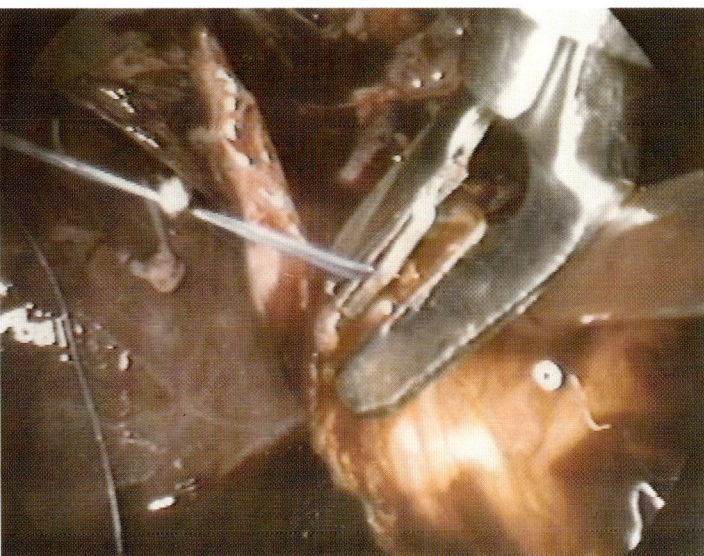

147

Adhäsiolyse

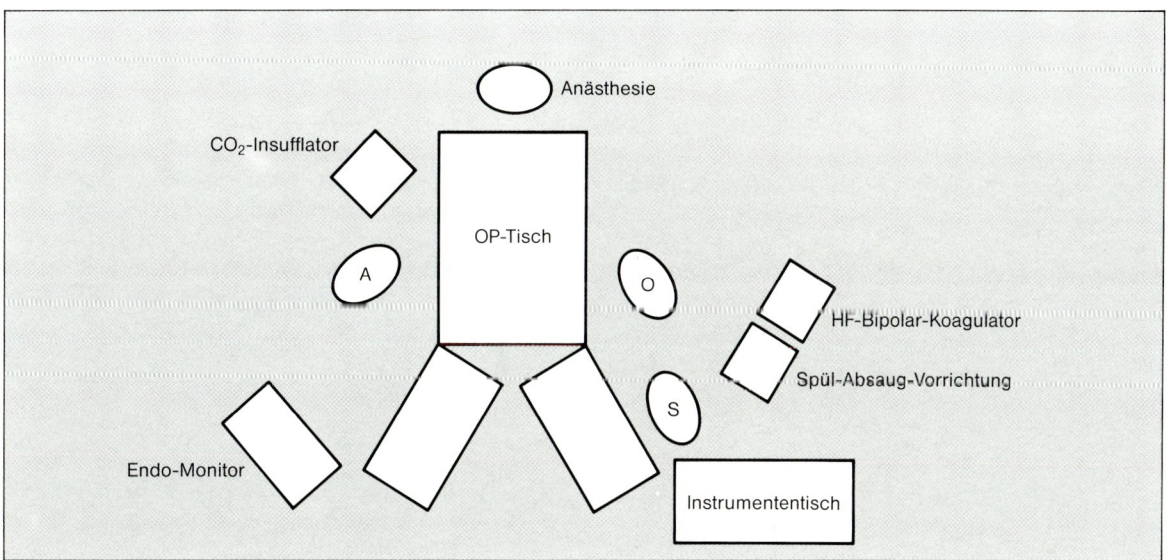

Anästhesie

CO$_2$-Insufflator

OP-Tisch

A

O

HF-Bipolar-Koagulator

Spül-Absaug-Vorrichtung

S

Endo-Monitor

Instrumententisch

148

Geräteanordnung und Position des Op-Teams

- Operateur (O), in Abhängigkeit von der Lokalisation der zu erwartenden Adhäsionen, links oder rechts vom Patienten.

- Assistent (A), gegenüber vom Operateur.

- Op-Schwester (S) und Instrumententisch am Fußende links vom Patienten.

- Monitor und CO$_2$-Insufflator in Blickrichtung des Operateurs.

- Kameraführung durch Operateur.

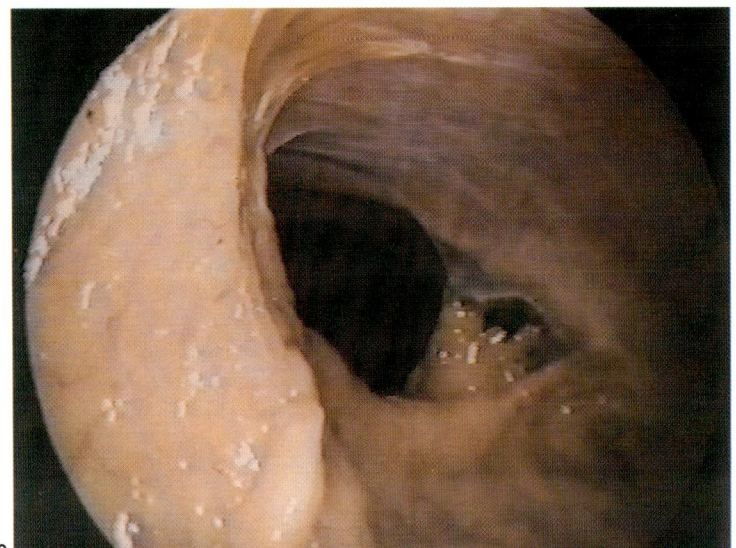

149

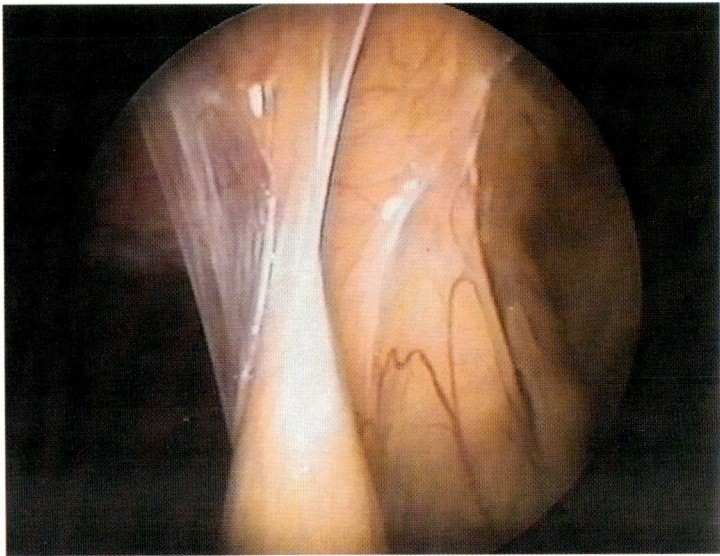

150

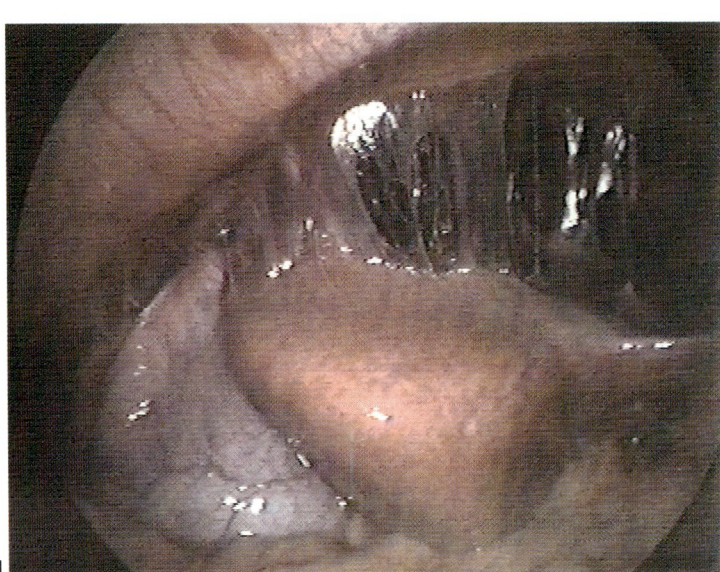

151

Optiktrokar und Exploration
(Abb. **149–151**)

- Einführen des Optiktrokars unter Sicht (Technik nach Semm).
- Alternativ Minilaparotomie und Abdichtung des Peritoneums durch Tabaksbeutelnaht.
- Exploration des Bauchraumes.

(Abb. **152–154**)

– Einführen von 2 weiteren Arbeitstrokaren: einem 5,5-mm-Trokar
(Faßzange, Koagulationszange und
Roeder-Schlinge) und einem 11-
mm-Trokar (Faßzange, Präp.-Tup-
fer, Clipapplikator).

– Lokalisation der Inzisionen für Arbeitstrokare in Abhängigkeit von
den Voroperationen. Grundsätzlich
sollte diametraner Quadrant des
Abdomens gewählt werden.

– Wahlweise blutige bzw. unblutige
Adhäsiolyse; Voraussetzung für die
blutige Adhäsiolyse ist ein einwand-
freier Zugang zur Abtragungsstelle.

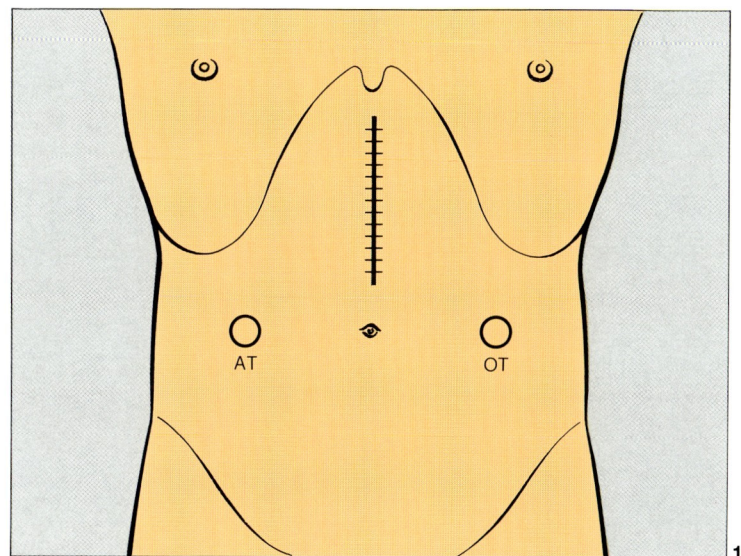

152

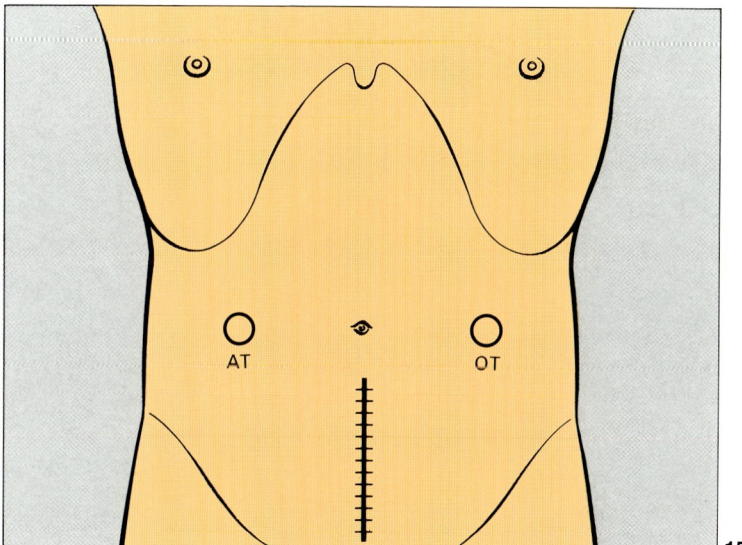

153

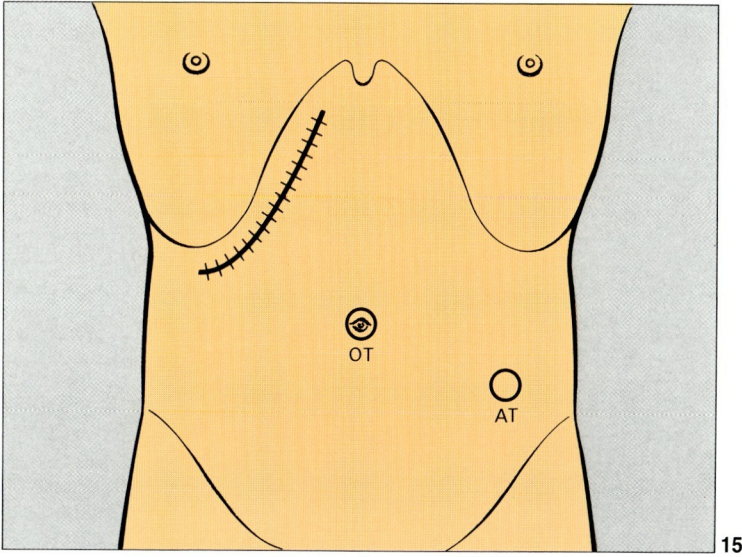

154

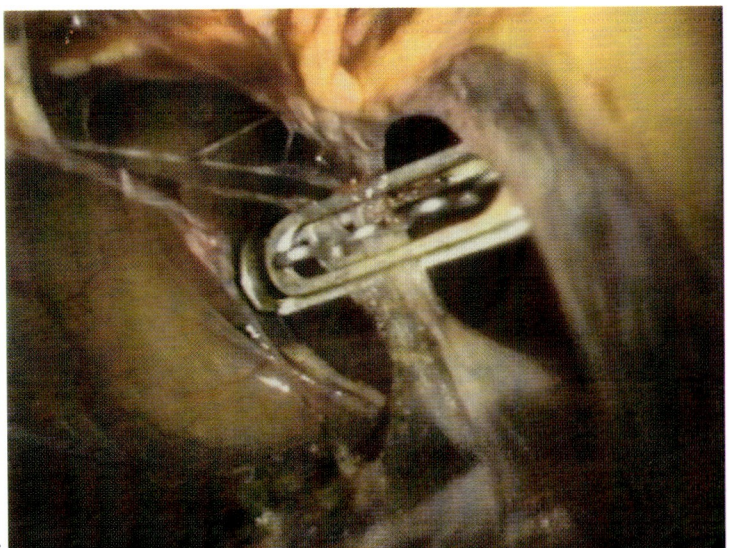

155

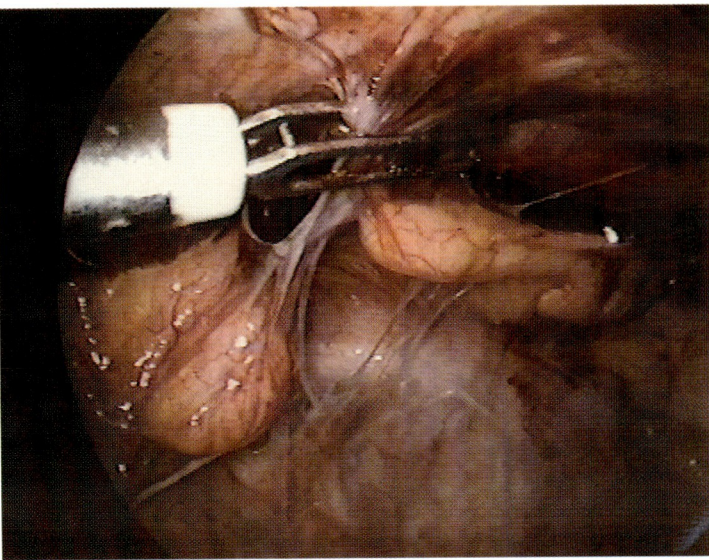

156

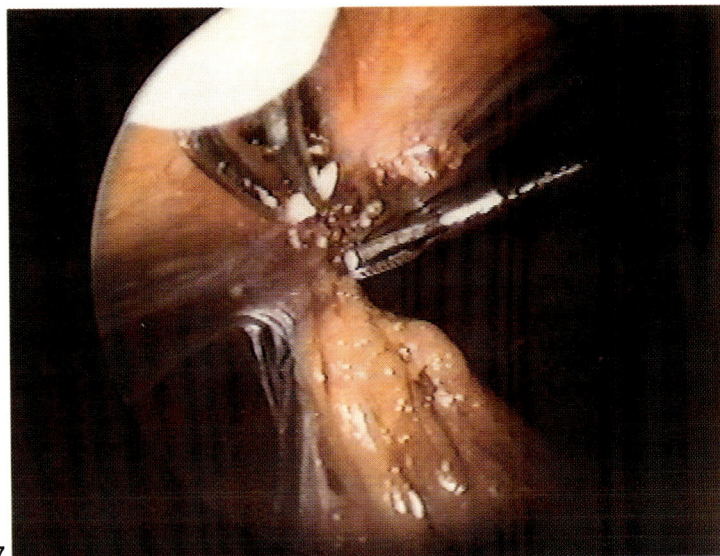

157

Unblutige Adhäsiolyse
(Abb. **155—157**)

– Anspannen der Adhäsionen mit atraumatischer Faßzange.

– Koagulationen der aufgespannten Verwachsungsstränge mit HF-Bipolarzange und anschließender scharfer Durchtrennung.

– Verwachsungen zwischen Peritoneum parietale und Peritoneum viscerale erfordern ein Anspannen des Darmes durch Präp.-Tupfer und scharfe Durchtrennung bauchdeckennah.

Blutige Adhäsiolyse
(Abb. **158—160**)

– Aufspannen der Adhäsionen durch
 Zug mit atraumatischer Faßzange.

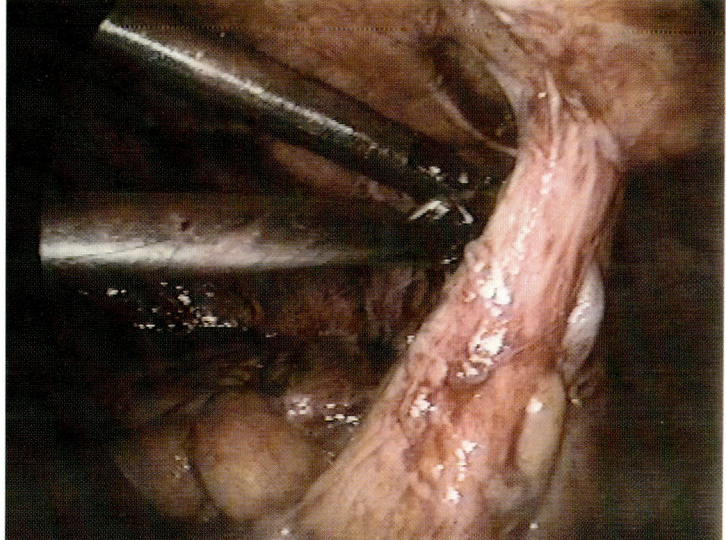

158

– Durchtrennen mit der Schere bauch-
 wandnah.

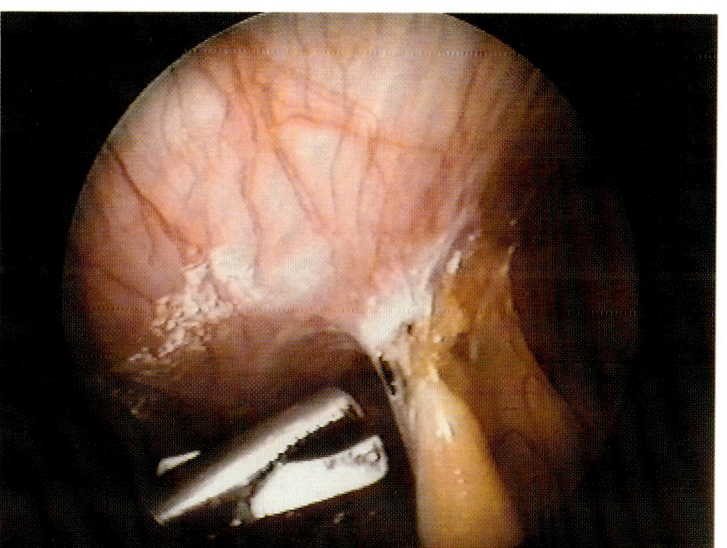

159

– Auffädeln einer Roeder-Schlinge
 mit atraumatischer Faßzange und
 Fassen der blutenden Abtragungsstelle.

– Ligatur und Durchtrennung des Fadens.

– Gegebenenfalls Koagulation bluten-
 der parietaler Adhäsionsstellen mit
 bipolarer Faßzange **(cave: Darm!).**

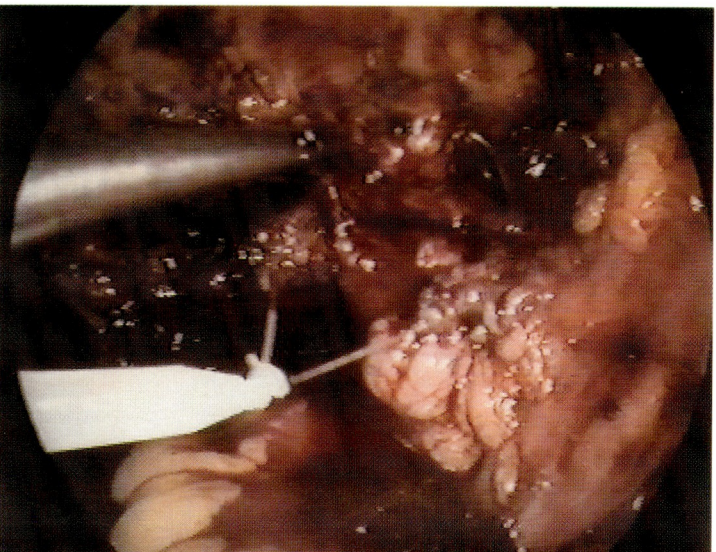

160

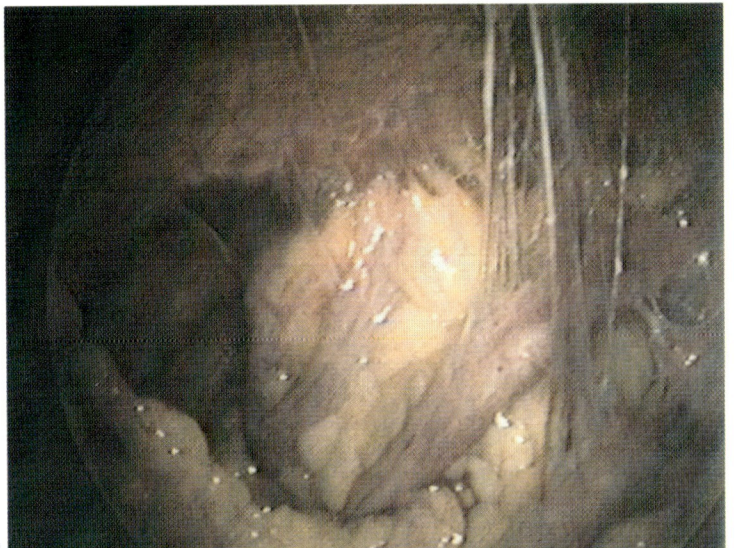

161

Adhäsionen zwischen Darmschlingen

– Verwachsungen zwischen Darmschlingen werden mit atraumatischer
  Faßzange angespannt, koaguliert
  und scharf durchtrennt **(cave: Hitzeschäden der Darmwand!).**

– Akzidentielle Läsionen der Darmwand mit Eröffnung des Lumens
  sollten durch Minilaparotomie kon-
  ventionell versorgt werden.

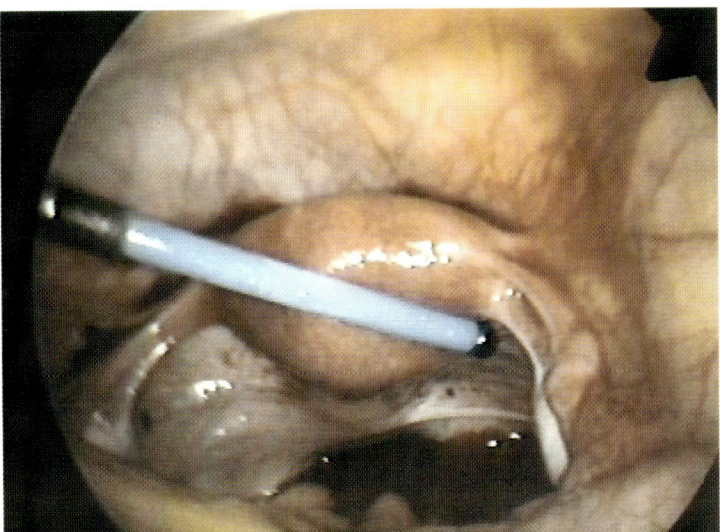

162

Abschluß der Adhäsiolyse

– Abschließende Inspektion der Ab-
  tragungsfläche.

– Spülen und Absaugen des Sekretes.

– Plazieren einer Silicondrainage im
  Douglas-Raum.

– Extraktion der Trokarhülsen unter
  Sicht.

Postoperative Nachsorge

Die Größe der Bauchdeckenwunde und die Art des intraabdominellen Eingriffes bestimmen maßgeblich den postoperativen Verlauf und das subjektive Wohlbefinden der Patienten. Beiden Faktoren ist in der Nachsorge abdominalchirurgischer Eingriffe Rechnung zu tragen. Die kleinen Inzisionen im Rahmen der interventionellen Laparoskopie und das geringere intraabdominelle Trauma aufgrund fehlender Eventration und Manipulation des Intestinums gehen mit einer rascheren Mobilisation der Patienten einher.

Das frühe Wohlbefinden und das fehlende Krankheitsbewußtsein der Patienten dürfen jedoch nicht darüber hinwegtäuschen, daß der intraabdominelle Heilungsprozeß im wesentlichen organbezogen ist. Die postoperative Nachsorge beginnt unabhängig von der Art des durchgeführten Eingriffes noch auf dem Op-Tisch mit dem Herausziehen der Magensonde und evtl. des Blasenkatheters. Nach diagnostischer Laparoskopie beschränkt sich die Nachsorge in der Folge auf rein anästhesiologisch bedingte Maßnahmen. Der Patient wird auf der Station über einige Stunden beobachtet (RR und Pulskontrolle). Eintretender Wund- bzw. Schulterschmerz durch nicht vollständig resorbiertes, unter dem Zwerchfell sitzendes Gas (Riedel 1981) liegt in der Regel im Rahmen der tolerierbaren Schmerzbelästigung beziehungsweise ist durch Schmerzmittelgabe leicht zu beherrschen. Nach Abklingen der Anästhesiemedikamente kann der Patient evtl. noch am gleichen Tag aus der stationären Behandlung entlassen werden. Die erforderliche Wundpflege ist ambulant durchführbar und mit der Entfernung des Nahtmaterials am 7.–8. postoperativen Tag abgeschlossen (Abb. **163**). Patienten mit interventionellen Laparoskopien wie ausgedehnten Adhäsiolysen, Appendektomie und Cholezystektomie werden am Op-Tag parenteral ernährt. Die Mobilisation beginnt am Abend des Eingriffes mit dem Aufsetzen an der Bettkante. Der Kostaufbau erfolgt am ersten postoperativen Tag mit Tee und Zwieback. Bei ungestörtem Verlauf kann der Patient am 3. postoperativen Tag leichte Kost zu sich nehmen. Die Verfahrenswahl bezüglich liegender Drainagen unterscheidet sich nicht von dem Vorgehen bei Laparotomie. Der postoperative Wundschmerz nach laparoskopischen Eingriffen ist durch orale Analgetikagabe zu kontrollieren. Gelegentlich persistiert der Schulterschmerz bis zu einer Woche postoperativ. Bei unkompliziertem Verlauf beträgt die postoperative stationäre Verweildauer z. Z. 3–5 Tage nach laparoskopischer Appendektomie bzw. 4–7 Tage nach laparoskopischer Cholezystektomie.

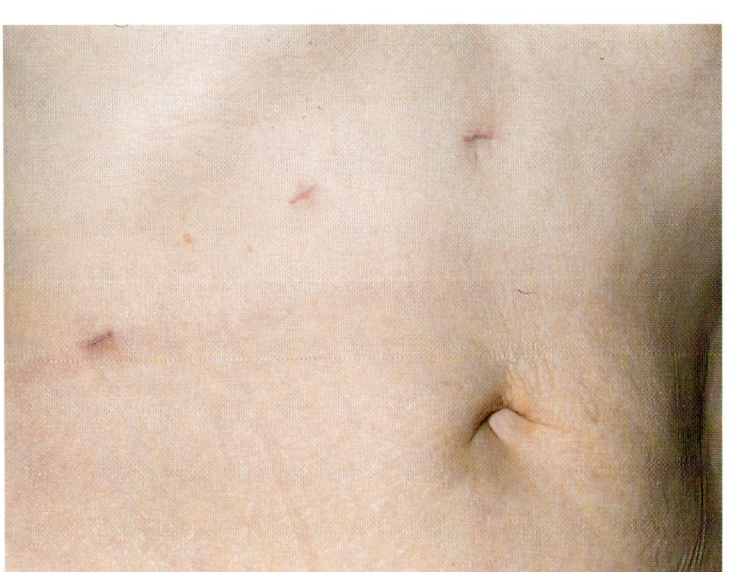

Abb. **163** Wundansicht am achten postoperativen Tag nach laparoskopischer Cholezystektomie.

Komplikationen und ihre Therapie

Die Laparoskopie hat sich in der Hand des Erfahrenen als sichere und gut tolerable Methode bewährt. Große Serien internistischer (Bruhl 1966), gynäkologischer (Semm 1979) und chirurgischer Laparoskopien (Zimmermann 1982) beschreiben eine Letalität von $0-0,3\%$.

Morbidität und Letalität variieren in Abhängigkeit von Alter, Begleiterkrankungen der Patienten und Erfahrung des Operateurs. Auftretende Komplikationen sind in der Regel leicht zu beherrschen, einige wenige sind jedoch akut lebensbedrohend. Ursächlich für die iatrogenen Komplikationen sind überwiegend inadäquate Techniken der weniger erfahrenen Operateure. Dies unterstreicht die Notwendigkeit einer systematischen Ausbildung des laparoskopisch operierenden Chirurgen. In der Folge werden die wesentlichen intra- und postoperativen Komplikationen und ihre Therapie aufgeführt.

Intraoperative Komplikationen

Fehlanlage des Pneumoperitoneums

Gasinsufflation bei extraperitonealer Nadellage durch zu tangentiale bzw. zu tiefe Punktion kann mit einem Emphysem von Haut, präperitonealem Raum, Netz und Mediastinum einhergehen. Dies erschwert zwar die Untersuchung, ist jedoch nicht als bedrohlich anzusehen. Das Gas wird vom Körper folgenlos resorbiert.

Punktion eines Hohlorgans

Ebenfalls undramatisch verläuft in der Regel die Punktion eines Hohlorgans mit der Verres-Kanüle, erkennbar am Abgang von Gas per vias naturales bzw. an der asymmetrischen Anlage des Pneumoperitoneums mit einseitiger Anhebung der Bauchdecken. Nach Wahl einer neuen Einstichstelle und korrekter Anlage des Pneumoperitoneums ist jedoch eine genaue Inspektion der Punktionsstelle zur Beurteilung des Ausmaßes der Verletzung erforderlich. Kleine Perforationen ohne Austritt von Intestinalinhalt kommen unter konservativen Maßnahmen wie Magensonde, Nahrungskarenz und Antibiotikaschutz zur Ausheilung. Größere Läsionen mit Austritt von Darminhalt sind durch Laparotomie und Übernähung zu versorgen.

Fehlpunktion von Gefäßen

Sie beinhalten potentiell das Risiko einer Gasembolie. Seit der Verwendung von CO_2 zur Anlage des Pneumoperitoneums wird diese Komplikation nur noch selten beschrieben (Root 1978). Besteht der Verdacht auf eine Gasembolie, ist der Patient sofort in Kopftief- und Linksseitenlage zu bringen. Swan-Ganz-Katheter und Doppler-Sonographie sichern die Diagnose. Geht die Punktion eines Gefäßes (Blutaspiration!) nicht mit einer sich rasch entwickelnden Hypovolämie und Kreislaufdepression (sofortige Laparotomie obligat) einher, so kann auch hier zunächst die Laparoskopie fortgesetzt werden. Eine wiederholte Inspektion der Punktionsstelle und des sich in der Regel entwickelnden Hämatoms ist jedoch zwingend erforderlich. Kommt es im weiteren Verlauf zur Größenzunahme des Hämatoms oder zur Kreislaufdepression, ist die Indikation zur Laparotomie gegeben.

Trokarverletzung

Blutungen in die Bauchdecke durch Verletzung eines Gefäßes beim Einführen des Optik- bzw. Arbeitstrokars sind durch Kompression zu beherrschen. Die Verletzung eines Hohlorgans durch den Trokar ist dagegen als schwerwiegende Komplikation zu werten, die eine sofortige Laparotomie nach sich ziehen muß. Es empfiehlt sich bei Eröffnung des Darmes (Abb. **164**) bzw. des Magens, den Trokar zunächst in situ zu belassen. Die so abgedeckte Perforationsstelle ist nach kleiner medianer Laparotomie rasch aufzufinden und zu übernähen. Eine Verletzung parenchymatöser Organe macht ebenso wie die Läsion größerer Gefäße durch den Trokar die sofortige Laparotomie erforderlich.

Blutung

Im Rahmen der Präparation (Abb. **165**) auftretende Blutungen sind aufgrund der guten Über-

sicht und der lupenartigen Vergrößerung der Optiksysteme rasch zu lokalisieren und wahlweise durch Koagulation bzw. durch Applikation einer Roeder-Schlinge zu versorgen. Nicht beherrschbare Blutungen sollten jedoch rechtzeitig zur Laparotomie führen.

Verlorene Fremdkörper

Verlorengegangene Tupfer (Abb. **166**), einzelne Gallensteine, Gewebsteile oder Clips sollten wieder aufgesucht und laparoskopisch entfernt werden. Verlorene Clips können gegebenenfalls, falls nicht auffindbar, belassen werden.

Darmverletzung

Die Anwendung der Hochfrequenzkoagulation, z. B. bei der Appendektomie, birgt das Risiko der Läsion von Zäkalpol und benachbarten Darmschlingen. Ausreichender Sicherheitsabstand und gute Exposition sind hier unabdingbar. Ein unvollständiger Stumpfverschluß bzw. eine abgerutschte Roeder-Schlinge mit Austritt von Kot in die Bauchhöhle (Abb. **167**) sollte ebenso wie jede akzidentielle Darmläsion durch sofortige Laparotomie versorgt werden.

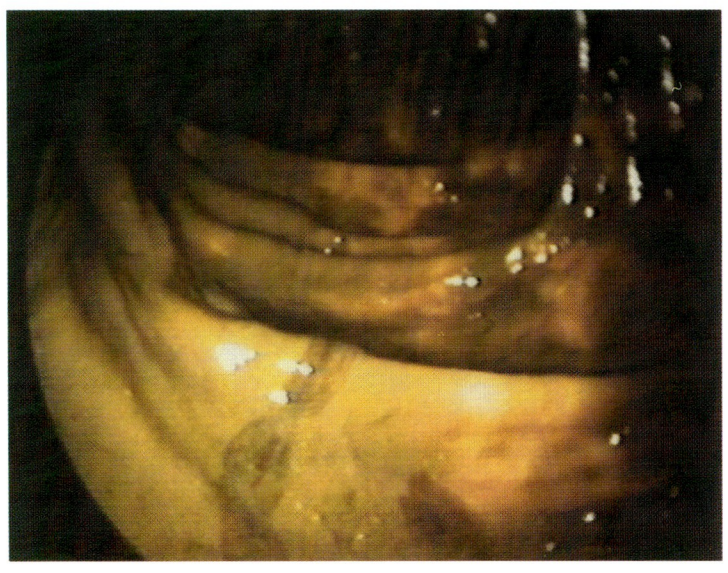

Abb. **164** Komplikation bei Einführen des Optiktrokars: Nach Auswechseln des Trokars durch die Optik Blick in Kolonlumen.

Abb. **165** Komplikation bei der
Präparation: Spritzende Blutung
aus der A. appendicularis.

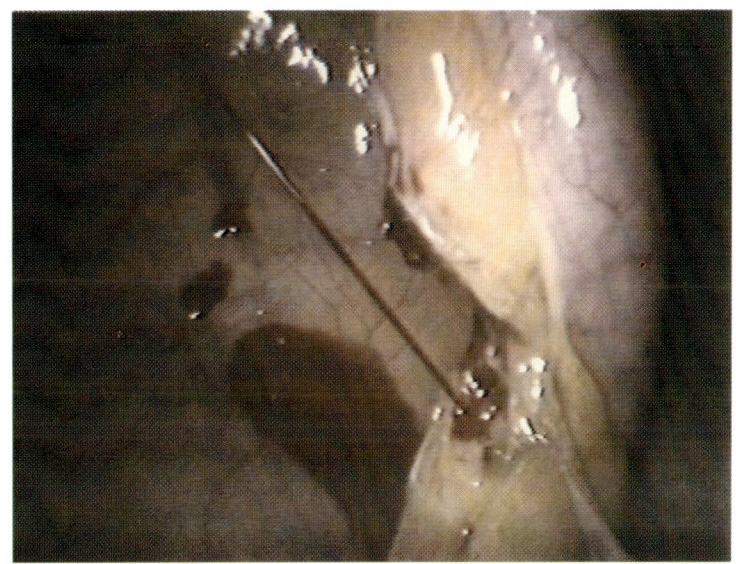

Abb. **166** Komplikation bei der
Joddesinfektion des Appendixstumpfes: Tupferverlust.

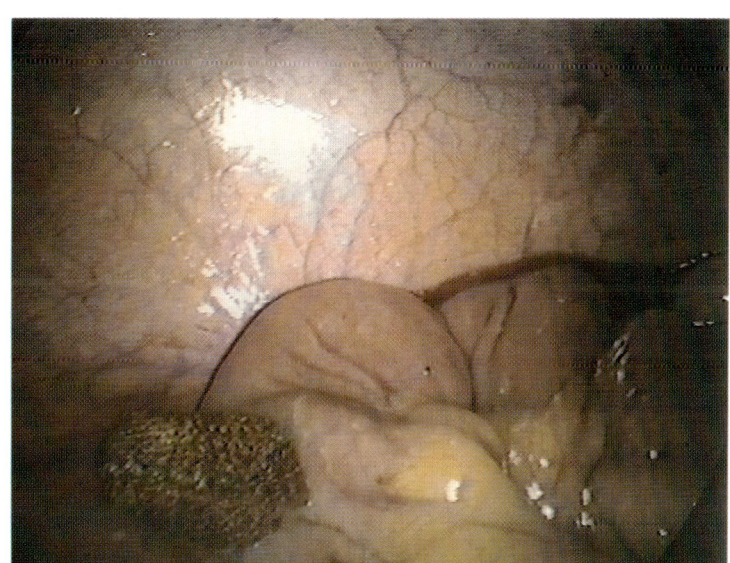

Abb. **167** Komplikation bei der
Versorgung des Appendixstumpfes: Austritt von Kot in die Bauchhöhle nach Abrutschen der
Roeder-Schlinge.

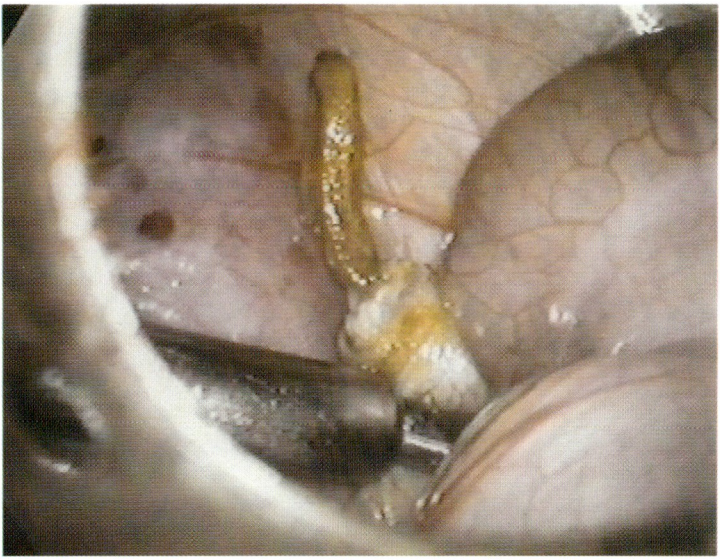

Gallengangverletzung

Die wichtigsten Komplikationen der laparoskopischen Cholezystektomie sind die Verletzung von Gallenblase und Gallengängen, die Sickerblutung aus dem Leberbett und die arterielle Blutung. Kleine Läsionen der Gallenblase bei der Präparation lassen sich durch tangentiale Clipapplikation bzw. durch Roeder-Schlinge versorgen (Abb. **168**). Der Verschluß der Perforationsstelle ist immer anzustreben. Austretende Gallenflüssigkeit und verlorengegangene Steine sind ein potentielles Infektionsrisiko. Daher ist die freie Gallenflüssigkeit aus der Peritonealhöhle vollständig zu aspirieren, einzelne Steine sind mit Hilfe der Faßzange zu extrahieren. Bei geringstem Verdacht auf eine Verletzung der Gallenwege ist die Operation am offenen Abdomen mit evtl. Choledochusrevision fortzusetzen. Die Gefahr einer iatrogenen Gallengangsläsion besonders bei anatomisch unklaren Verhältnissen unterstreicht die Notwendigkeit einer intraoperativen radiologischen Darstellung der Gallenwege mit Bilddokumentation.

Nachblutung

Häufigste Blutungsquelle ist die A. cystica. Nachblutungen aus der A. appendicularis sind demgegenüber seltener. Ursachen der Nachblutung sind die nicht einwandfreie Identifikation bei der Präparation, anatomische Varianten und das Abrutschen des Clips. Kommt es zur Blutung aus der A. cystica, ist diese nach Absaugung der Blutkoagel eindeutig darzustellen, der Stumpf zu fassen und mit einem Clip zu versorgen. Die Vielfalt der anatomischen Varianten mit dem Risiko eines iatrogenen Verschlusses der A. hepatica dextra setzt auch hier eine einwandfreie Identifikation voraus. Im Zweifelsfalle sollte der offenen Revision der Vorzug gegeben werden. Sickerblutungen aus dem Leberbett lassen sich durch Elektrokoagulation versorgen. Eventuell kann auch ein Hämostyptikum im Gallenblasenbett plaziert werden.

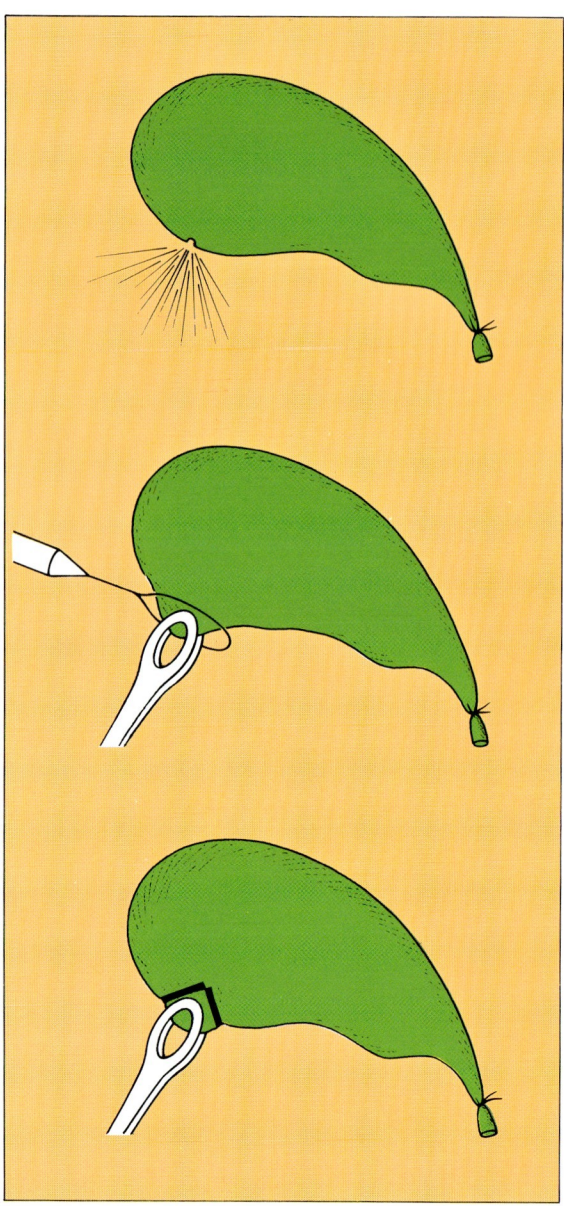

Abb. **168**   Komplikation bei der Präparation der Gallenblase: Perforation mit Austritt von Galle. Versorgung wahlweise durch tangentiale Clipapplikation bzw. mit Roeder-Schlinge.

Postoperative Komplikationen

Als methodenspezifische postoperative Komplikation ist im wesentlichen nur der Schulterschmerz durch unvollständig abgelassenes CO_2 in der Bauchhöhle zu nennen. Die beschriebenen Wundinfektionen im Nabelbereich sind selten und bei sorgfältiger Desinfektion der Nabelgrube vermeidbar. Netz- bzw. Darminkarzeration entsteht durch zu schnelles Ausleiten der Trokare bei noch nicht vollständig abgelassenem Pneumoperitoneum. Ausleiten der Trokare unter Sicht und komplettes Ablassen des Gases vor dem Entfernen des Optiktrokars verhindern diese Komplikation. Die Rate operationsspezifischer Komplikationen wie z. B. Nachblutung, Verletzung der Gallenwege bei der Cholezystektomie und der Stumpfinsuffizienz bei der Appendektomie mit regionalem Abszeß scheint im Vergleich zu konventionellen Verfahren nicht höher zu liegen, so daß sie nicht als methodenspezifisch anzusehen sind. Ihre Diagnostik und Therapie unterscheidet sich grundsätzlich nicht von denen nach konventionellen Operationsverfahren. In der Regel ist bei der Revision die Laparotomie unvermeidlich.

Komplikationen laparoskopischer Eingriffe

Anlage des Pneumoperitoneums:
Emphysem von Haut, präperitonealem Raum, Netz und Mediastinum,
Gasembolie,
Gefäßpunktion,
Punktion eines Hohlorgans (Magen, Darm, Blase).

Einführen der Trokare:
Perforation eines Hohlorgans (Magen, Darm, Blase),
Verletzung größerer Gefäße (Aorta, V. cava),
Blutung in die Bauchdecke,
Parenchymläsion.

Eingriff spezifisch:
Blutung bei der Präparation (A. appendicularis,
A. cystica, Adhäsionen),
Verlust von Fremdkörpern (Tupfer, Clips),
Austritt von Intestinat (Kot, Galle, Gallenstein),
Hitzeschäden bei der Koagulation (Darm, Ductus choledochus usw.),
Gallenblasenläsion,
Abrutschen von Ligaturen bzw. Clips
(z. B. Appendixstumpf, A. cystica).

Dokumentation

Operationsbericht

Mit Einführung der Videotechnik in die Endoskopie ergeben sich für die medizinische Dokumentation neue Dimensionen. Die prinzipielle Möglichkeit einer visuellen Fixation des vollständigen Operationsablaufes enthebt den Operateur nicht der grundsätzlichen Pflicht, einen schriftlichen Operationsbericht zu erstellen. Neben der üblichen lückenlosen Schilderung des Ablaufes gilt es, eine Reihe von technischen Daten wie Höhe des vorgewählten intraabdominellen Druckes, Art und Menge des zur Anlage des Pneumoperitoneums verwandten Gases, Durchmesser und Lokalisation der Trokare ebenso wie die zur Koagulation gebrauchte Stromart schriftlich zu fixieren. Darüber hinaus ist es sinnvoll, neben der jeweils gewählten Lagerungsform die durchgeführten Sicherheitstests und ihr Ergebnis im Operationsbericht gesondert aufzuführen. Die Erfassung dieser routinemäßig anfallenden Daten wird durch Erstellung eines speziellen Dokumentationsbogens (Abb. **169**) für den laparoskopischen Op-Bericht in Analogie zu dem von Semm (1984) angegebenen „Pelviskopischen Operationsbericht" mit vorgegebenen Rubriken und evtl. einer Graphik wesentlich erleichtert.

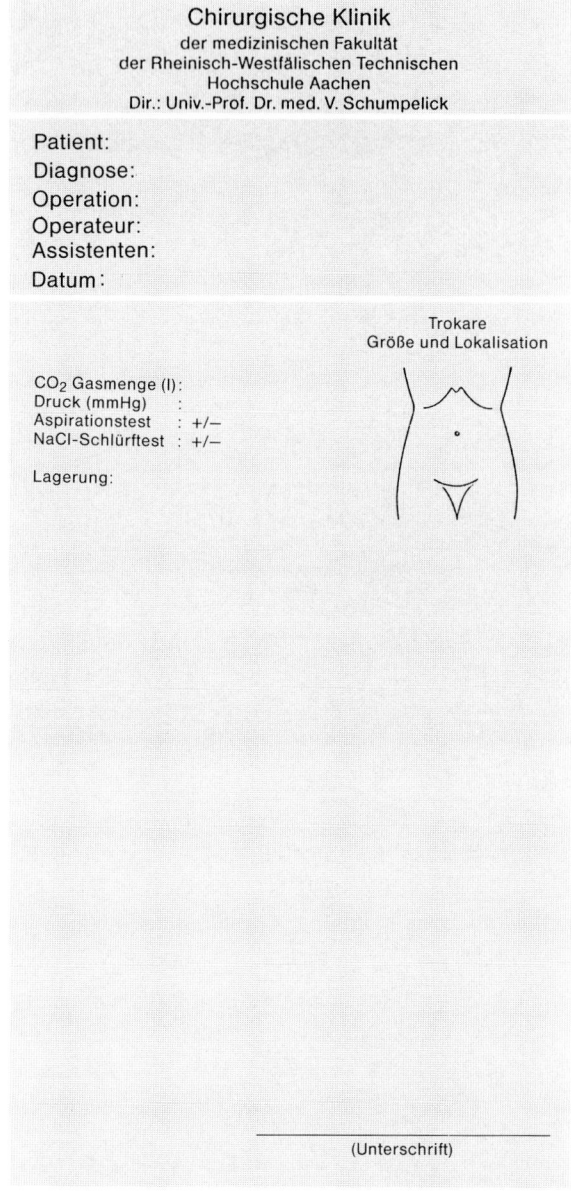

Abb. **169** Dokumentationsbogen zur schriftlichen Fixierung laparoskopischer Eingriffe.

Monitorübertragung

Die direkte Übertragung des Bildes vom Laparoskop auf den Monitor bietet in vielerlei Hinsicht Vorteile. An erster Stelle ist hier die Befreiung des Operateurs aus der ermüdenden Stellung mit dem Auge unmittelbar am Laparoskop zu nennen. Der laparoskopische Situs erscheint im Großformat auf dem Monitor (Abb. **170**) und ist damit erstmals nicht nur dem Operateur, sondern dem gesamten Team zugänig. Die leichtgewichtigen miniaturisierten CCD-Chip-Kameras mit hoher Bildauflösung erlauben in Kombination mit den leistungsstarken Kaltlichtquellen eine exakte anatomische Orientierung und Exploration der Bauchhöhle sowie eine gute Befunddokumentation. Jeder Schritt des Eingriffes ist unter tageslichtähnlichen Verhältnisses auf dem Monitor zu verfolgen. Der direkte Zugang zur Bildinformation für einen großen Personenkreis führt zu einer koordinierten Handlungsweise aller Beteiligten, insbesondere ist auch der Anästhesist über den Stand der Operation jederzeit informiert. Die Bildübermittlung auf den Monitor bietet darüber hinaus die Möglichkeit einer direkten Ausbildung in den laparoskopischen Verfahren.

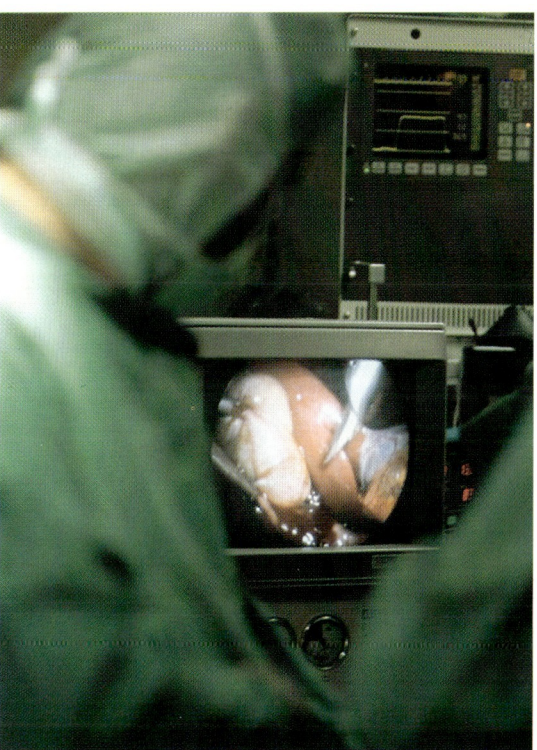

Abb. **170** Die Monitorübertragung zeigt ein vergrößertes Bild des intraabdominellen Situs für das gesamte Op-Team.

Videoaufzeichnung

Die Videoaufnahme zur Dokumentation findet bereits breite Anwendung in der Videoendoskopie. Es ist eine kostengünstige und unkomplizierte Art der Dokumentation. Nach Belieben lassen sich komplette Operationsabläufe sowie ausgewählte Sequenzen speichern. Dies erlaubt eine wiederholte Demonstration des pathologischen Befundes und eine retrospektive Analyse des durchgeführten Eingriffes. Darüber hinaus kann das Bildmaterial zur wissenschaftlichen Präsentation und zur Fortbildung verwandt werden. Zur Routinedokumentation genügt ein VHS-Recorder. Den höheren Ansprüchen einer wissenschaftlichen Dokumentation an Schärfe und Farbqualität werden dagegen nur U-Matic- bzw. S-VHS-Bänder gerecht. Der Preisvorteil der S-VHS-Bänder ist gegenüber der z. Z. noch größeren Verbreitung des U-Matic-Systems und den damit verbundenen Möglichkeiten zur Wiedergabe abzuwägen.

Discrecorder und Videoprinter

Alternativ zur Videokassette ist eine Speicherung wichtiger Bildsequenzen mit Hilfe des Discrecorders möglich. Unter Verwendung doppelseitiger Floppydiscs lassen sich bis zu 37 000 Einzelbilder auf einer Diskette abspeichern. Dies bedeutet eine erhebliche Einsparung an Lagerraum und erlaubt einen raschen Zugriff auf die Daten. Ausgewählte Aus-

schnitte lassen sich jederzeit abrufen und z. B. mit Hilfe eines Videoprinters ausdrucken (Abb. **171**). Diese können der Krankenakte zur Befunddokumentation beigelegt bzw. an den Patienten oder Hausarzt weitergeleitet werden. Die Anforderung an die Bildqualität des Videoprinters sollte aufgrund der z. Z. noch erheblichen Preisunterschiede dem tatsächlichen Verwendungszweck (Routine- bzw. wissenschaftliche Dokumentation) angepaßt werden.

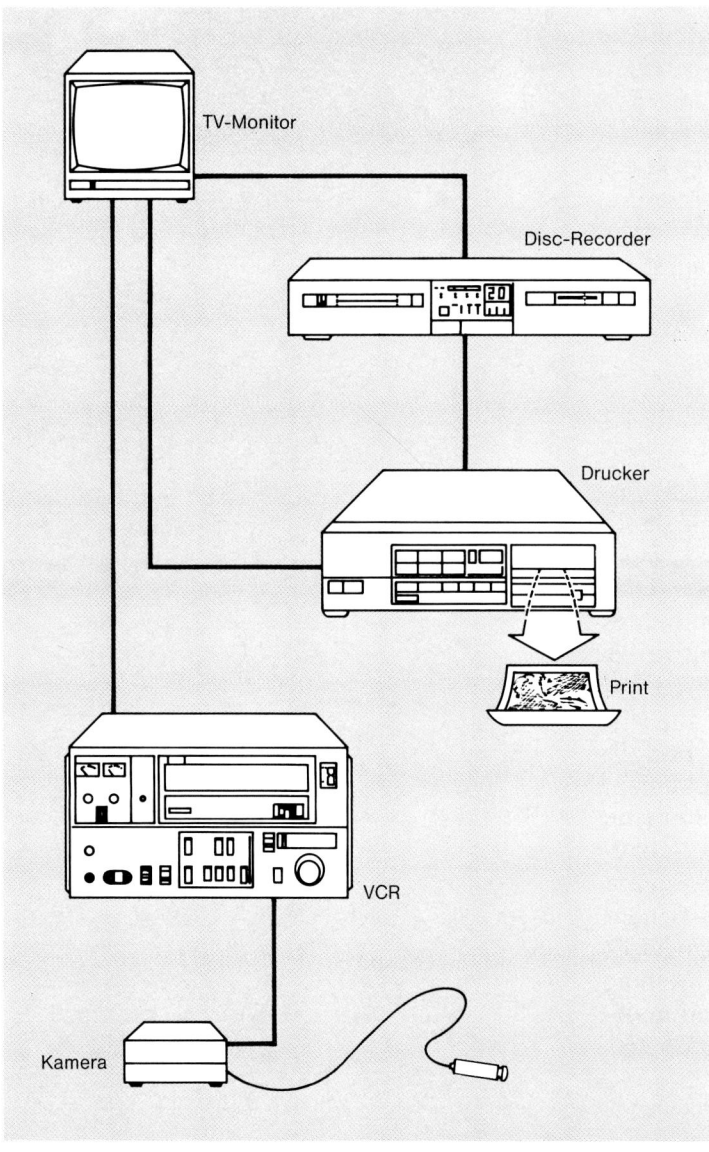

Abb. **171** Schematische Darstellung einer sinnvollen Anordnung verschiedener Elemente zur Dokumentation laparoskopischer Eingriffe.

Schlußwort und Ausblick

Die Chirurgie hat durch die moderne laparoskopische Technik eine zeitgemäße Bereicherung erfahren. Anatomisch exakt lokalisiert, auf dem Bildschirm allen zugänglich, im Videofilm dokumentiert, erschließt sie sich eine neue Dimension. Zusätzlich öffnet sich die Chirurgie weiter der Vergleichbarkeit und Kontrolle. Neben den bereits skizzierten Vorteilen des minimierten Traumas, des kosmetisch besseren Ergebnisses und der geringeren Verweildauer ist auch dies ein wünschenswerter Begleiteffekt. Dokumentation und Qualitätskontrolle bieten sich in fast idealer Weise an.

Die Entwicklung ist z. Z. exponentiell, rasche Innovationen prägen diesen Sektor des ansonsten um Traditionen bemühten Faches Chirurgie. Der Sedimentationsprozeß gesicherter Erkenntnisse läßt auf sich warten, kontrollierte Studien fehlen vollständig. Dieser Überschwang des Neuen wird in seiner Faszination zu neuen Methoden führen. Eine zusätzliche Ausweitung der Indikationen ist wahrscheinlich. Mancherorts werden bereits Hernien von abdominell her verschlossen, Vagotomien laparoskopisch durchgeführt, Zysten drainiert, Divertikel abgetragen u. ä. m. Welche dieser Methoden wirklich Bestand haben wird, welche kausaltherapeutisch ist, welche den Vergleich mit konventionellen Verfahren antreten kann, wird erst die Zukunft zeigen. Sicher ist nur, daß die Faszination des technisch Machbaren nicht zugleich auch dessen Berechtigung liefert. Bei jedem Schritt gilt es, die Sorgfalt bei Indikation und Verfahrensweise zu wahren. Wenn z. B. bei der Reparation der Hernie allein der Bruchsack laparoskopisch verschlossen wird, kann dies eine Radikaloperation nicht ersetzen. Auch steht die hierfür erforderliche Narkose in keiner Relation zu der Tatsache, daß Leistenbrüche als extraperitoneale Eingriffe in Lokalanästhesie durchgeführt werden können. So gilt es in jedem Fall, Machbares und Sinnvolles zu trennen.

Chirurgische Sorgfaltspflicht gebietet die gewissenhafte Durchführung und Dokumentation gerade der laparoskopischen Eingriffe. In einer Phase des Umbruchs sind Fehler immanent; sie sollten durch Schulung, Kontrolle und selbstkritische Abwägung der Methode minimiert werden. Die Vorgabe der konventionellen Chirurgie, so z. B. von Appendektomie und Cholezystektomie als risikoarme Standardeingriffe, verpflichtet gerade den laparoskopisch operierenden Chirurgen zu strenger Indikation, extremer Sorgfalt und technischer Präzision.

Bei Einhaltung dieser Maximen wird die laparoskopische Chirurgie bald zum selbstverständlichen Repertoire moderner Bauchchirurgie gehören.

Literatur

Barry, R. E., P. Brown, A. E. Read: Physician's use of laparoscopy. Brit. med. J. 2 (1978) 1276

Berci, G., A. Cuschieri: Practical endoscopy. Bailliere Tindall, London 1986

Brantley, J. C., P. M. Riley: Cardiovascular collapse during laparoscopy: a report of two cases. Amer. J. Obstet. Gynecol. 159 (1988) 735

Brown, E. M., V. E. Kunjappan, G. D. Alexander: Fentanyl/Alfentanyl for pelvic laparoscopy. Canad. Anaesth. Soc. J. 31 (1984) 251

Brühl, W.: Zwischenfälle und Komplikationen bei der Laparoskopie und gezielten Leberpunktion. Dtsch. med. Wschr. 91 (1966) 2297

Cuschieri, A.: Laparoscopy in general surgery and gastroenterology. Hosp. Med. 24 (1980) 252

Cuschieri, A.: The laparoscopic revolution. J. roy. Coll. Surgns. Educ. 34 (1990) 295

Cuschieri, A., G. Berci: Laparoscopic biliary surgery. Blackwell, Oxford 1990

Dubois, F., G. Berthelot, H. Levard: Cholecystectomie par coelioscopie. Presse méd. 18 (1989) 980

Fervers, C.: Die Laparoskopie mit dem Zystoskop. Ein Beitrag zur Vereinfachung der Technik und zur endoskopischen Strangdurchtrennung in der Bauchhöhle. Med. Klin. Chir. 178 (1933) 288

Götz, F.: Die endoskopische Appendektomie nach Semm bei der akuten und chronischen Appendizitis. Endosk. heute 2 (1988) 5−7

Götz, F., A. Pier, C. Bacher: Modified laparoscopic appendectomy in surgery. Surg. Endosc. 4 (1990) 6

Goetze, O.: Ein neues Verfahren der Gasfüllung für das Pneumoperitoneum. Münch. med. Wschr. 51 (1921) 233

Hirschowitz, Basil I.: Demonstration of a new gastroscope, the "fiber scope". Gastroenterology 35 (1958) 50

Hopkins, H. H.: Optical principles of the endoscope. In Berci, G.: Endoscopy. Appleton-Century-Crofts, Hemel Hempstead 1976 (p. 3)

Hovorka, J., K. Kortila, O. Erkola: Nitrous oxide does not increase nausea and vomiting following gynecological laparoscopy. Canad. J. Anaesth. 36 (1989) 145

Jakobaeus, H. C.: Über die Möglichkeit, die Zystoskopie bei Untersuchung seröser Höhlen anzuwenden. Münch. med. Wschr. 57 (1910) 2090

Kalk, H., E. Wildhirt: Lehrbuch und Atlas der Laparoskopie und Leberpunktion. Thieme, Stuttgart 1962

Kelling, G.: Oesophagoskopie, Gastroskopie und Zölioskopie. Münch. med. Wschr. 49 (1901) 21

Kenefick, J. P., A. Leader, J. R. Maltoy, P. J. Taylor: Laparoscopy: Blood gas values and minor sequelae associated with three techniques based on isoflurane. Brit. J. Anaesth. 59 (1987) 189

Korbsch, R.: Die Laparoskopie nach Jakobaeus. Berl. klin. Wschr. 38 (1921) 696

Kurer, F. L., D. B. Welch: Gynecological laparoscopy: clinical experiences of two anaesthetic techniques. Brit. J. Anaesth. 56 (1984) 1204

Lee, C. M.: Acute hypotension during laparoscopy: a case report. Anesth. Analg. 54 (1975) 142

Lindenschmidt, Th.-O.: Laparoskopie in der Chirurgie. Therapiewoche 29 (1979) 4096

Motew, M., A. D. Invankovich, J. Bienarz, R. F. Albrecht, B. Zahed, A. Scommegna: Cardiovascular effects and acid-base and blood gas changes during laparoscopy. Amer. J. Obstet. Gynecol. 115 (1973) 1002

Nitze, M.: Eine neue Beleuchtungs- und Untersuchungsmethode für Harnröhre, Harnblase und Rektum. Wien. med. Wschr. 24 (1879) 13

Nordentoft, S.: Über Endoskopie geschlossener Cavitäten mittels eines Trokart-Endoskops. Verhandlungen der Dtsch. Ges. für Chirurgie zu Berlin 1912, 41. Kongr. Hirschwald, Berlin 1978

Perrisat, J., D. Collet, R. Belliard: Gallstones: laparoscopic treatment-cholecystectomy, cholecystostomy, and lithotripsy. Our own experiences. Surg. Endosc. 4 (1990) 1

Pier, A., F. Götz, Ch. Bacher: Laparoscopic App. in 625 cases: From Innovation to Routine. Surgical Laparoscopy and Endoscopy. 1 (1991)

Pier, A., P. Thevissen, B. Ablaßmaier: Die Technik der Laparoskopischen Cholecystektomie am St. Josef Krankenhaus Linnich − Erfahrungen und Ergebnisse bei 200 Eingriffen. Chirurg 4 (1991)

Reddick, E. J., D. O. Olsen: Laparoscopic laser cholecystectomy. A comparison with mini-lap cholecystectomy. Surg. Endosc. 3 (1989) 131

Riedel, H. H., K. Semm: Das postpelviskopische (laparoskopische) subphrenische Schmerzsyndrom. Arch. Gynäkol. 228 (1979) 283

Roeder, H.: Die Technik der Mandelgesundungsbestrebungen. Ärztl. Rundschau München 57 (1918) 169

Root, B., M. N. Levy, S. Pollack: Gas embolism death after laparoscopy delayed by "trapping" in portal circulation. Anesth. Analg. (Cleveland) 57 (1978) 232

Saleh, J. W.: Peritoneoscopy, an alternative approach to unresolved intra-abdominal disease. Amer. J. Gastroenterol. 6 (1978) 641

Schippers, E., V. Schumpelick, A. P. Öttinger, M. Anurow, M. Polivoda: Laparoskopische Chirurgie – das geringere Abdominaltrauma. Langenbecks Arch. Chir. (1991)

Semm, K.: Tissue-puncher and loop-ligation. New aids for surgical-therapeutic pelviscopy (laparoscopy) = endoscopic intraabdominal surgery. Endoscopy 10 (1978) 119

Semm, K.: Statistischer Überblick über die Bauchspiegelung in der Frauenheilkunde bis 1977 in der Bundesrepublik Deutschland. Geburtsh. u. Frauenheilk. 39 (1979) 537

Semm, K.: Die Automatisierung des Pneumoperitoneums für die endoskopische Abdominalchirurgie. Arch. Gynäkol. 232 (1980) 738

Semm, K.: Endoscopic appendectomy. Endoscopy 15 (1983) 59

Semm, K.: Operationslehre für endoskopische Abdominalchirurgie. Schattauer, Stuttgart 1984

Shandall, A., C. Johnson: Laparoscopy or scanning in oesophageal carcinoma. Brit. J. Surg. 72 (1985) 449

Skacel, M., P. Sengupta, O. M. Plantevin: Morbidity after day case laparoscopy. A comparison of two techniques of tracheal anaesthesia. Anaesthesia 41 (1986) 537

Stolze, M.: Die Laparoskopie in der chirurgischen Diagnostik. Langenbecks Arch. Chir. 178 (1934) 288

Unverricht, W.: Die Thorakoskopie und Laparoskopie. Berl. klin. Wschr. 2 (1923) 502

Ott, D. v.: Die direkte Beleuchtung der Bauchhöhle, der Harnblase, des Dickdarms und des Uterus zu diagnostischen Zwecken. Rev. Med. Tcheque. 2 (1909) 27

Wurst, H., U. Finsterer: Pathophysiologische und klinische Aspekte der Laparoskopie. Anästh. Intensivther. Notfallmed. 31 (1990) 187−197

Zimmermann, H. G.: Chirurgische Laparoskopie. Springer, Berlin 1982

Sachverzeichnis